Susanne Edele

Positive Wirkungen der Alternativmedizin

Susanne Edele

Positive Wirkungen der Alternativmedizin

Allgemeine Gesundheitsthemen

Bloggingbooks

Impressum / Imprint
Bibliografische Information der Deutschen Nationalbibliothek: Die Deutsche Nationalbibliothek verzeichnet diese Publikation in der Deutschen Nationalbibliografie; detaillierte bibliografische Daten sind im Internet über http://dnb.d-nb.de abrufbar.

Bibliographic information published by the Deutsche Nationalbibliothek: The Deutsche Nationalbibliothek lists this publication in the Deutsche Nationalbibliografie; detailed bibliographic data are available in the Internet at http://dnb.d-nb.de.

Coverbild / Cover image: www.ingimage.com

Verlag / Publisher:
Bloggingbooks
ist ein Imprint der / is a trademark of
AV Akademikerverlag GmbH & Co. KG
Heinrich-Böcking-Str. 6-8, 66121 Saarbrücken, Deutschland / Germany
Email: info@bloggingbooks.de

Herstellung: siehe letzte Seite /
Printed at: see last page
ISBN: 978-3-8417-7080-6

Inhalt

Vorwort

Das Internet bietet heute wahnsinnig viele Möglichkeiten. Informationen sind sofort abgerufen. Zum Glück, denn Dank meinen Recherchen im Internet bin ich auch auf die Ursache meiner jahrelangen Gesundheitsbeschwerden gekommen. Die Schulmedizin hatte viele Zusammenhänge leider nicht erkannt, und ich wurde auf die psychosomatische Schiene geschoben. Da ich aber überzeugt war, dass es eine körperliche Ursache geben musste, beschloss ich, die Alternativmedizin zurate zu ziehen. Durch meine zwei medizinischen Ausbildungen zur Tierarzthelferin und Laborantin, musste ich allerdings auch erst einige Vorurteile ablegen. Auf jeden Fall fand ich im Internet einen Artikel eines Heilpraktikers. In diesem Artikel waren im Prinzip sämtliche meiner Symptome aufgeführt. Glücklicherweise war besagter Heilpraktiker nur 180 km von mir entfernt, und ich beschloss, mein Glück zu versuchen. Das veränderte meine Einstellung zur Naturheilkunde und Alternativmedizin dramatisch. Ich begann mich sehr für diese Themen zu interessieren und verschlang im Prinzip alles, was mit alternativen Behandlungen zu tun hatte.

Als ich dann 2005 geplant schwanger wurde, freute ich mich schon auf die Zeit, die ich zu Hause mit dem Baby verbringen durfte. Ich nahm mir tausend Sachen vor, die ich in meiner Elternzeit unternehmen wollte. Die Ausbildung zum Heilpraktiker gehörte auch dazu. Jedoch kam es nie dazu, da die Zeit mit einem Neurodermitis-Kind und die baldige zweite Schwangerschaft mich voll auf Trab hielten. Meine neuen Erkenntnisse über die Alternative Medizin flossen natürlich bei der Behandlung meiner Kinder mit rein. Bis heute haben beide noch keine Antibiotika einnehmen müssen. Sie konnten stets mit Alternativen behandelt werden und erfreuen sich bester Gesundheit.

Als es zu Hause etwas ruhiger wurde, wollte ich gerne etwas Geld im Internet von zu Hause aus verdienen. Dadurch kam ich zum Artikel schreiben. Es entstand mein erster Blog, in dem ich über Erfahrungen mit meinen Kindern und alternativen Behandlungen, die bei mir selber gemacht wurden, berichtete. Wenn ich schon nicht als Heilpraktiker tätig bin, so trage ich doch zu einer gewissen Aufklärung mit meiner Sicht der Dinge bei, und kann vielleicht dem Einen oder Anderen helfen. Eventuell werde ich mich noch in Richtung Gesundheitsberater weiterbilden. Mein anderer Blog entstand ursprünglich aus Auftragsartikeln, die ich für ein Portal verfasst habe. Das Portal machte dicht, und ich konnte meine Artikel in meinem zweiten Blog veröffentlichen.

Im Laufe der Zeit sind so einige Berichte entstanden, und ich freue mich, dass meine wichtigsten Gesundheitsartikel nun in meinem ersten Buch zusammengefasst werden.

Wer möchte, kann mich gerne auf pagewizz.com/autoren/susivital und facettenreich.over-blog.de besuchen.

1. Allgemeine Gesundheitsthemen

Einseitige Kopfschmerzen – Was kann es bedeuten?

Es gibt wohl kaum jemanden, der noch keine Kopfschmerzen hatte. Vom Spannungskopfschmerz bis zur Migräne gibt es über 200 verschiedene Kopfschmerzarten. Um besonders heftige Schmerzen handelt es sich meist bei den einseitigen Kopfschmerzen. Die häufigsten Kopfschmerzen dieser Art möchte ich kurz vorstellen.

Allgemeines zu Kopfschmerzen

Jeder vierte Deutsche hat regelmäßig und ca. 70% leiden zeitweise an Kopfschmerzen. Ca. 100.000 der Migränepatienten sind so beeinträchtigt, dass sie bei einem Anfall nicht zur Arbeit gehen können.

Zu unterscheiden sind die primären und sekundären Kopfschmerzen.

- Bei den primären Kopfschmerzen sind die Ursachen weitgehend unbekannt. Spannungskopfschmerzen und Migräne machen hier den größten Teil aus.

- Sekundäre Kopfschmerzen sind Begleiterscheinungen von Krankheiten, wie bei Fieber, Verspannungen oder Kieferfehlstellungen. Während z.B. Spannungskopfschmerzen beidseitig bzw. den ganzen Kopf betreffen, gibt es auch die einseitigen Kopfschmerzen, welche zum Teil so schmerzhaft werden können, dass sie kaum auszuhalten sind und oft von Übelkeit und Erbrechen begleitet werden. Zu den einseitigen Kopfschmerzen zählen unter anderem die Migräne, der Cluster-Kopfschmerz und Kopfschmerzen aufgrund Fehlhaltung oder Fehlstellungen der Wirbelsäule. Auch bei Zahnerkrankungen, Erkrankungen der Augen oder Gesichtsnervenentzündungen kann ein einseitiger Kopfschmerz auftreten.

Migräne

Bei der Migräne handelt es sich um pulsierende, pochende oder stechende, meist einseitige, heftige Schmerzen im Bereich von Nacken, Schläfe oder Auge. Bei Anstrengung nehmen diese Schmerzen zu, sodass bei einem akuten Anfall der Betroffene nur noch in einem abgedunkelten Raum im Bett liegen kann. Man spricht von Migräne, wenn diese 1-2 Mal pro Monat oder häufiger auftritt und die Anfälle 4 Std. bis 3 Tage dauern. Diese können von Licht- und Lärmempfindlichkeit, Übelkeit, Erbrechen oder Tinnitus begleitet sein. Oftmals kündigt sich der Anfall durch z.B. einseitige Sehstörungen, Schielen, Sprechstörungen und Stimmungsschwankungen an. Diese Vorboten werden als "Aura" bezeichnet.

Cluster-Kopfschmerz

Vom Cluster-Kopfschmerz sind vermehrt Männer zwischen 20 und 40 Jahren betroffen. Anfälle können bis zu 8-mal am Tag vorkommen und dauern ca. 15 - 180 Minuten. Der Cluster Kopfschmerz wird als extrem unerträglich bezeichnet. Im Gegensatz zur Migräne herrscht hier ein Bewegungszwang. Durch ein Schmerztagebuch können bestimmte Auslöser, wie z.B. Alkohol, Histamin, Kälte, Flackerlicht oder Lebensmittelzusätze identifiziert werden. Auf der Schmerzseite trifft mind. ein zusätzliches Symptom wie tränendes oder rotes Auge, Lidschwellung, verstopfte Nase, Nasenlaufen, Schwitzen im Gesicht oder enge Pupille zu.

Schmerzen aufgrund von Halswirbelproblemen

Durch einseitige Körperhaltung z.B. falscher Haltung am PC oder blockierte Wirbel kann es aufgrund von verspannten Muskeln zu Dauerschmerzen vom Nacken bis zur Stirn kommen. Ist z.B. der 1. Halswirbel blockiert kann sich dies zusätzlich in Schwindel, Tinnitus, Durchblutungsstörungen und verminderter Konzentration äußern. Überprüfung des Arbeitsplatzes, Entspannung in Form von Massagen, eine Atlasprofilax®- Behandlung mit eventuell anschließender Manueller oder Dorn-Therapie kann hier hilfreich sein.

Diabetes mellitus

Übergewicht, Bewegungsmangel und Industrienahrung hinterlassen ihre Spuren. Derzeit leiden rund 7,5 Millionen Deutsche an Diabetes mellitus, der Zuckerkrankheit, mit zum Teil verheerenden Folgen. Hier ein kleiner Überblick über diese Volkskrankheit:

Was ist Diabetes mellitus?

Diabetes mellitus ist eine Stoffwechselerkrankung, bei der es zu einem erhöhten Zuckerwert im Blut kommt. Der Blutzuckerwert sollte nüchtern unter einer bestimmten Grenze liegen (100 mg/dl) und nach dem Essen nicht über 140 mg/dl ansteigen. Um den Blutzucker in seinen Grenzen zu halten, produziert die Bauchspeicheldrüse das Hormon Insulin. Insulin senkt den Blutzuckerspiegel, indem es den Zucker aus dem Blut in die Zellen schleust. Wird dieses Hormon nicht oder reduziert produziert, bzw. kommt es zu einer Insulinresistenz, kann der Blutzuckerwert nicht mehr gesenkt werden. Hohe Zuckerwerte führen zu allerlei Folgeerkrankungen, weil dadurch Organe geschädigt werden. Da die Krankheit oft schleichend verläuft, wird Diabetes meist erst erkannt, wenn es schon zu Folgeerkrankungen gekommen ist. Diabetes mellitus äußert sich unter anderem mit vermehrtem Durst, häufigem Harndrang, Heißhungerattacken, Infektanfälligkeit, Sehstörungen, Müdigkeit, Kraftlosigkeit und Schwindel.

Ziel der Therapie ist es vor allem, Blutzuckerschwankungen, und somit die Langzeitfolgen zu verhindern. Eine Unterzuckerung kann zu Schäden am Gehirn führen, und zu hohe Werte können z.B. Schäden an der Netzhaut bis zu Erblindung, Nierenschäden und Empfindungsstörungen an den Füßen (diabetischer Fuß) verursachen.

Unterschieden werden zwei Gruppen von Diabetikern: Typ 1 und Typ 2 Diabetes.

Typ 1 Diabetes:

Beim Diabetes Typ 1 handelt es sich meist um eine Autoimmunkrankheit, bei der körpereigene Zellen die Insulin produzierenden Zellen der Bauchspeicheldrüse zerstören. Es kommt zu einem dauerhaften Anstieg des Blutzuckers mit den entsprechenden Symptomen und Folgen. Die Zufuhr von Insulin zur Senkung des Blutzuckerspiegels ist lebenslang notwendig. Typ 1 Diabetes macht 5 - 10% der Diabetes Fälle aus, und beginnt oft schon im Kindesalter. Eine gute Einstellung des Insulin ist absolut notwendig, um Spätfolgen zu reduzieren. Menschen mit Diabetes Typ 1 sind im Gegensatz zu an Typ 2 Erkrankten, häufig sehr dünn.

Typ 2 Diabetes:

Dieser Typ wird auch als Altersdiabetes bezeichnet. Er entwickelt sich im Laufe der Zeit. Insulin ist grundsätzlich vorhanden, die Produktion aber eventuell durch eine überlastete Bauchspeicheldrüse vermindert, oder der Körper entwickelt eine Insulinresistenz. Bei einer Insulinresistenz reagieren die Körperzellen nicht mehr so sensibel auf Insulin, es wirkt nicht mehr ausreichend. Ursachen hierfür sind vor allem Übergewicht, Überernährung und mangelnde Bewegung. 80% der Diabetiker sind übergewichtig. Dies betrifft leider auch Kinder, welche in letzter Zeit vermehrt an Diabetes Typ 2 erkranken. Im Anfangsstadium wird versucht, über Ernährungsumstellung, mehr Bewegung und Gewichtsreduzierung, den Blutzucker niedrig zu halten. Gelingt das nicht mehr, werden Tabletten und auch Insulingaben notwendig.

Im Gegensatz zum Typ 1 besteht beim Typ 2 die Möglichkeit, mit konsequenter Umstellung der Lebensweise, gesunder Ernährung und einer deutlichen Gewichtsreduzierung, die Krankheit aufzuhalten oder zu verhindern. So besteht die Chance, auf lebenslange Insulinspritzen verzichten zu können.

Atopisches Ekzem – Was kann man dagegen unternehmen?

Beim atopischen Ekzem, besser bekannt als Neurodermitis, kommt die Schulmedizin regelmäßig an ihre Grenzen. Mit Salben und Cremes werden nur kurzzeitige Erfolge erzielt. Trotz gegenteiliger Behauptungen über die Wirksamkeit, stehen in der Naturheilkunde einige Erfolg versprechende Therapieansätze zur Verfügung.

Was ist ein atopisches Ekzem?

Ein atopisches Ekzem äußert sich in ganz leichten Fällen mit einer empfindlichen, trockenen und geröteten Haut, welche zu Juckreiz neigt. Vor allem nachts wird dieser als sehr störend empfunden. Die Neurodermitis zeigt sich vor allem an Armbeuge, Kniekehle, Hals und Gesicht, betrifft aber nicht selten den ganzen Körper. Durch Kratzen kann sich die Haut entzünden und nässen, und ist anfällig für Bakterien oder Pilze, welche der Haut zusätzlich schaden. 3 Millionen Menschen und etwa 10% der Kinder sind in Deutschland betroffen. Oft beginnt die Erkrankung mit dem sog. Milchschorf. Die Neurodermitis ist nicht ansteckend. Bei vielen verschwinden die Symptome in der Pubertät.

Schulmedizinische Behandlung

Die Neurodermitis wird rein symptomatisch behandelt. In der leichtesten Form bei trockener Haut wird auf eine rückfettende Basispflege geachtet. Bei leichten und schweren Ekzemen kommen Salben mit verschiedenen Wirkstoffen, wie Harnstoff und Cortison, oder antibiotische und antimykotische Salben, zum Einsatz. Bei sehr schweren Formen werden auch Antihistaminika innerlich eingenommen. Die Wirkung dieser symptomatischen Behandlung ist meist nur so lange wirksam, wie sie auch angewendet wird. Nach Absetzen kommt es oft zu einem Rückfall.

Naturheilkundliche Alternativen

In der Naturheilkunde stehen Hautprobleme immer im Zusammenhang mit dem Darm. Eine Darmsanierung mit Bakterienpräparaten stärkt das eigene Immunsystem.

Pilze und falsche Bakterien werden verdrängt. Da die Neurodermitis sehr häufig mit Nahrungsmittelunverträglichkeiten oder -allergien einhergeht, verhindert eine gut aufgebaute Darmflora, dass Allergene durch die Darmbarriere gelangen und so Allergien auslösen. Zudem sollten Faktoren, die die Darmflora schädigen, ausgeschaltet werden. Hierzu zählen unter anderem auch Zahnherde, Amalgamfüllungen und Übersäuerung.

Einen besonderen Wert sollte auf die Entgiftung, vor allem die Schwermetallausleitung gelegt werden. In der Naturheilkunde bedeuten Hautprobleme, dass der Körper etwas los werden möchte. In diesem Fall versucht er es über die Haut. Eine Kombination aus Entgiftungskur und Entsäuerung kann hier hilfreich sein.

Zusätzlich kann die psychische Verfassung, die oftmals sehr beeinträchtigt ist, mit Bachblüten wieder gestärkt werden. Auch Schüssler Salze eignen sich zur Unterstützung. Zusätzlich können Fehlstellungen der Wirbelsäule zu blockierten Wirbeln führen, welche sich mit Hautproblemen bemerkbar machen. Dorn-Therapie, Massagen oder Akupunktur sind einen Versuch wert.

Sehr gute Erfahrungen bei Kindern wurden mit der klassischen Homöopathie gemacht. In den Händen eines erfahrenen Fachmanns wird speziell auf das Kind eingegangen und zum einen das Konstitutionsmittel herausgefunden, zum anderen auf Hautreaktionen reagiert und weitere entsprechende Mittel verabreicht. Es ist faszinierend zu sehen, wie sich im Verlauf der Behandlung erst die Stimmung, und dann das Hautbild verbessert.

Tierhaarallergie – Wenn der tierische Freund zum Feind wird

Etwa 9% der Bevölkerung haben Sie - die sog. Tierhaarallergie, welche eine Heimtierhaltung unter Umständen vollständig zu Nichte macht, und eventuell die Abgabe des allergieauslösenden Tieres zur Folge hat.

Auslöser der Tierhaarallergie

Irrtümlicherweise sind nicht die Haare schuld an den Symptomen der Tierhaarallergie, sondern bestimmte Proteine, die auf den Haaren sitzen und mit diesen aufgewirbelt werden. Diese Proteine, auch Allergene genannt, stammen vom Speichel, Schweiß, Talg, Urin und Kot des Tieres, die z.B. durch Putzen des Fells auf die Haare gelangen. Die häufigsten Tierhaarallergien betreffen Katzen, Hunde, Kaninchen, Meerschweinchen und Kaninchen. Aber auch auf Pferde, Ratten oder sogar Kühe kann man allergisch reagieren. Es handelt sich bei der Tierhaarallergie um eine Überreaktion des Immunsystems, da es diese eigentlich harmlosen Stoffe irrtümlicherweise als gefährlich einstuft und Antikörper dagegen bildet, um diese zu vernichten.

Symptome und Behandlung der Tierhaarallergie

Haben die Proteine Kontakt mit den Augen, kommt es wie bei einer Pollenallergie zu tränenden, juckenden Augen, im schlimmsten Fall sogar zur Bindehautentzündung. Mit Schnupfen, Husten und Niesen reagiert der Atemapparat auf die Allergene. Manchmal entwickelt sich auch ein allergisches Asthma aus einer Tierhaarallergie. Bei Kontakt auf der Haut kommt es zur Nesselsucht, Juckreiz und Rötung. Eine nicht sofort einsetzende Reaktion, sondern als Spättyp bezeichnete Form der Tierhaarallergie, betrifft meist Berufsgruppen wie Taubenzüchter (Vogelhalterlunge) und Landwirte (Farmerlunge).

Behandelt wird die Tierhaarallergie schulmedizinisch vor allem mit Antihistaminika, um die Symptome zu lindern. Kontakt zum betroffenen Tier sollte vermieden werden.

Als ursächliche Therapie kann eine Desensibilisierung funktionieren. Dabei werden über mehrere Wochen oder Monate kleine Mengen der Allergene unter die Haut gespritzt. Das Immunsystem sollte sich dann an die Stoffe gewöhnen und weniger reagieren.

In der Naturheilkunde stehen weitere Therapiemöglichkeiten zur Verfügung. So kann man z.B. mit Schwarzkümmelöl oder Ginsengpräparaten das Immunsystem harmonisieren, oder mit Hilfe von Entgiften, Entsäuern und Darmsanierung das Immunsystem wieder stabilisieren und stärken.

Gute Nachrichten für Hundehaarallergiker

Während die Katzenhaarallergie meist recht heftig verläuft, und man oft auf sehr viele Katzenrassen allergisch ist, verläuft die Hundehaarallergie oft milder und es kann sein, dass man nur auf bestimmte Hunde oder bestimmte Rassen reagiert. Wollen sich Hundehaarallergiker trotzdem einen Hund zulegen, haben diese die Möglichkeit, diesen vorher auszutesten. Zudem gibt es einige nicht haarende Hunderassen, die sich besonders für Allergiker eignen.

Chronische Blasenentzündung – Wenn nichts mehr hilft

Will die chronische Blasenentzündung trotz (oder durch?) ständiger Antibiotikagaben gar nicht mehr verschwinden, gilt es, nach Alternativen zu forschen.
Liest man sich in das Thema akute oder chronische Blasenentzündung ein, stellt man fest, dass Theorie und Praxis nicht immer übereinstimmen. So heißt es z.B. dass durch Antibiotikatherapie Blasenentzündungen wirkungsvoll und schnell behandelt werden können. Schaut man aber in verschiedenen Foren nach, so sind diese voll von verzweifelten, nach Hilfe suchenden (meist) Frauen, die mit ständig wiederkehrenden Blasenentzündungen zu kämpfen haben. Diese sind äußerst schmerzhaft und langwierig und schränken die Lebensqualität stark ein. Die meisten Frauen nutzen alle Möglichkeiten (viel trinken, keine kalten Füße bekommen, nicht schwimmen gehen, penible Intimpflege usw.) um einer Blasenentzündung vorzubeugen, doch nichts scheint zu funktionieren. Woran kann das liegen?

Teufelskreis Antibiotika

Die Standardtherapie bei akuter Blasenentzündung stellt selbstverständlich die Gabe von Antibiotika dar, um die eingedrungenen Bakterien abzutöten. Antibiotika tötet jedoch nicht nur die "bösen" Bakterien ab, sondern auch jede Menge gute Bakterien, die im Darm unser Immunsystem bilden. Folglich kommt es zu einer Immunsystemschwächung. Wird nun die Darmflora nicht durch probiotische Kulturen wie Omniflora®, Mutaflor®, Trisana® Colon Balance oder sonstige Bakterienpräparate wieder aufgebaut, kann es zur dauerhaften Schwächung des Immunsystems durch Fehlbesiedelung kommen. Ohne intaktes Immunsystem ist es nun für Bakterien, die in die Blase wandern ein leichtes, eine neue Blasenentzündung auszulösen. Auch der Darmpilz Candida Albicans stellt eine mögliche Fehlbesiedelung dar und kann zudem selbst noch Blasenentzündungen auslösen.

Über folgende Alternativen zu Antibiotika wurden schon positive Erfahrungen bei akuter und chronischer Blasenentzündung und deren Vorbeugung berichtet. Diese sind nebenwirkungsfrei und belasten das Immunsystem nicht:

- Notakehl®
- Grapefruitkernextrakt
- Angocin® Anti-Infekt N
- Kolloidales Silber
- Neem-Extrakt
- Cranberry- Extrakt/Saft
- Brennnessel-Extrakt
- Kürbiskerne/Extrakte
- Kombinationspräparate z.B. Trisana® Cystovital Kapseln

Chronische Blasenentzündung ohne Bakterienbeteiligung

Oftmals kommt es zu chronischen Blasenentzündungen, obwohl überhaupt keine Bakterien nachgewiesen werden können. Antibiotikagaben können hierbei also gar keine Linderung bringen, werden aber trotzdem verschrieben, mit den bekannten Folgen. Bei Blasentzündungen ohne Bakterien sollte daher auch an den Darmpilz Candida Albicans gedacht werden. Dieser ist häufig im Darm leider sehr schwer nachzuweisen, und es kommt dadurch zu falsch negativen Ergebnissen aus der Stuhluntersuchung. Ein Candidabefall ist ein komplexes Thema, und tritt häufig auch in Kombination mit Schwermetallen auf (siehe unten). Hier ist ein Fachmann gefragt!

Interstitielle Blasenentzündung

Eine schwere, und laut Schulmedizin unheilbare Form der chronischen Blasenentzündung stellt die interstitielle Blasenentzündung dar. Vermutlich entwickelt sich diese genau aus dem Teufelskreis Antibiotika Gabe –

Immunsystemschwächung bzw. Immunsystemschwächung aus anderen Gründen (z.B. Überlastung des Körpers mit Giftstoffen, u.a. Quecksilber, Pestizide u.v.m.) Interstitielle Blasenentzündungen treten oft in Kombination mit anderen chronischen Kranken auf, z.B. Morbus Chron, Fibromyalgie, Migräne oder Depressionen. Auch diese Krankheiten stehen in der Naturheilkunde im Zusammenhang mit einem schlecht arbeitenden, überlasteten Immunsystem und Autoimmunerkrankungen. Wieder sollte der Candida Albicans nicht vergessen werden. Dieser hat nämlich zusätzlich eine Schutzfunktion. Er bindet Metalle im Körper, um diesen vor den Schwermetallen zu schützen. Jedoch bildet der Candida selber saure Stoffwechselprodukte, welche den Körper zusätzlich belasten. Saure Stoffwechselprodukte reizen wiederum die empfindliche, gestörte Blasenschleimhaut und können den Säure-Basen-Haushalt aus dem Gleichgewicht bringen.

Mit einer Basenkur gegen die Blasenentzündung

Durch diverse Stoffwechselvorgänge entstehen im Körper ständig Säuren, welche durch bestimmte basische Mineralien neutralisiert werden müssen. Das ist wichtig, um den pH-Wert im Blut konstant zu halten. Werden dem Körper mit der Nahrung genügend Mineralien zugeführt, werden Säuren durch diese gebunden und ausgeschieden. Durch eine nicht ausgewogene Ernährung mit zu wenig Obst und Gemüse, Auszugsmehl, Haushaltszucker, zu viel Fleisch u.v.m. ist die ausreichende Versorgung mit basischen Mineralien nicht immer gegeben. Stress, Hektik, Candida Albicans, Schwermetallbelastung und Umweltgifte sorgen zudem für eine vermehrte Säurebildung im Körper. Die Ausscheidungsorgane sind ständigen Säureattacken ausgesetzt, und dementsprechend gereizt.

Anstatt nun den Urin, wie es oft empfohlen wird, anzusäuern, hat bei vielen Betroffenen genau das Gegenteil zu einer Verbesserung der Symptome geführt. Mithilfe einer Ernährungsumstellung auf basische Kost, mit wenigen Säurebildnern wie z.B. Kaffee und der eventuellen kurmäßigen Anwendung von Basenpulvern. Empfehlenswert sind hierbei bei einer Übersäuerung z.B. das wohlschmeckende

Trisana® Bas sowie Urbase, Basenpulver nach Dr. Jacobson oder Natron. Auch die Produkte von P. Jentschura sind zur Unterstützung bestens geeignet. Insbesondere der 7x7 Kräutertee schmeckt hervorragend und hilft, Schlacken abzutransportieren. Durch Basenprodukte werden die Mineraliendepots wieder aufgefüllt, Säuren gebunden, und der Körper entlastet. Er kann wieder ins Gleichgewicht kommen.

Säure-Basen-Haushalt und Übersäuerung - Ein einfacher Urintest gibt Aufschluss

Eines der wichtigsten Themen in der Naturheilkunde stellt ein Ungleichgewicht im Säuren-Basen-Haushalt dar. So einfach können Sie testen, ob Ihre Säureausscheidung funktioniert. Im Vorfeld muss jedoch kurz erläutert werden, dass die Naturheilkunde den Begriff Übersäuerung anders definiert als die Schulmedizin. In der Schulmedizin ist eine Übersäuerung eine Azidose, also einer pH-Verschiebung im Blut, welche letztendlich zum Tode führt. Da dies jedoch relativ selten vorkommt, steht diese Aussage gegen die Annahme der Naturheilkunde, nach der 80 - 90 % der Bevölkerung in den Industriestaaten an einer chron. Übersäuerung leiden sollen.

Übersäuerung in der Naturheilkunde

In jedem Organismus entstehen durch Stoffwechselvorgänge Säuren. Die anfallenden Säuren werden normalerweise durch unsere Ausscheidungsorgane ausgeschieden (Lunge, Leber, Niere). Um zu den Ausscheidungsorganen zu gelangen, werden diese im Blut transportiert. Da der Blut pH-Wert konstant bei pH 7,35 liegen muss, hat das Blut eine enorme Pufferkapazität. Fallen jedoch zu viele Säuren an, z.B. durch stark säurebildende Ernährung, negativem Stress oder zu wenig Bewegung an der frischen Luft, müssen diese erst zwischengelagert werden, um später zu den Ausscheidungsorganen transportiert zu werden. Zum Abpuffern und Zwischenlagern werden sog. basische Mineralien benötigt, welche somit also verbraucht und wieder aufgefüllt werden müssen. Hat der Körper keine Gelegenheit, diese Säuredepots zu beseitigen, kommt es zu besagter chron. Übersäuerung, oft auch als Verschlackung bezeichnet. Man kann sich vorstellen, dass solche Mülldepots sich nicht unbedingt positiv auf unser Wohlbefinden auswirken. Müdigkeit, Antriebslosigkeit, Sodbrennen, Reizblase, Kopfschmerzen, Osteoporose u.v.m. können Symptome einer chron. Übersäuerung sein. Um diese Verschlackung aufzulösen und dem Körper beim Abtransport zu unterstützen (entsäuern, entschlacken), sollte die Ernährung betont basisch sein. Um die kurweise Anwendung von Basenpulvern wird man bei langjähriger Fehlernährung und Säureeinlagerung nicht drum rum kommen. Diese enthalten einen hohen Anteil an basischen Mineralien und unterstützen somit den Körper. Geeignet zum Auffüllen von Basendepots ist z.B. die Produktserie Trisana® BAS.

So testen Sie, ob Ihr Säure-Basen-Haushalt in Ordnung ist

Wenn Sie nun die Vermutung haben, ihr Säure-Basen-Haushalt ist etwas aus dem Gleichgewicht geraten, gibt es einen einfachen Urintest, mit dem Sie Ihr Urin-pH-Tagesprofil überprüfen können.

Sie gehen wie folgt vor:

- Gehen Sie in die Apotheke und kaufen sich pH-Urin-Indikatorstreifen
- Laden Sie sich die Messtabelle zum Eintragen des pH-Werts aus dem Internet herunter, und drucken Sie diese 3x aus. (http://pagewizz.com/saeure-basen-haushalt-und-uebersaeuerung-ein-einfacher-urintest-gibt-aufschluss/
- Nehmen Sie mindestens 2 Tage vorher keine Nahrungsergänzungsmittel oder Basenpulver ein.
- Beginnen Sie nun mit der Messung des Morgenurins. Halten Sie dazu den Indikatorstreifen kurz in den Urinstrahl, und lesen Sie anhand des Farbumschlags den pH-Wert ab. Tragen Sie den Wert in die Tabelle ein.
- Messen Sie nun bei jedem Toilettengang und verbinden die Messpunkte miteinander. Halten Sie sich möglichst an die Zeitangaben für Frühstück, Mittagessen und Abendessen auf ihrer Tabelle, und lassen Sie an den Messtagen die Zwischenmahlzeiten weg.
- Ihre Messkurve sollte sich nun im gelben Bereich befinden
- Wiederholen Sie die Messung an drei aufeinanderfolgenden Tagen

Auswertung des Tagesprofils

Nun gibt es zwei Möglichkeiten:

1. Ihre Messkurve liegt im optimalen Bereich. Herzlichen Glückwunsch! Sie haben alles richtig gemacht, ernähren sich ausgewogen und gesund.
2. Ihre Messung zeigt deutliche Abweichungen, verläuft nicht dynamisch oder liegt zu hoch oder zu tief. Ihr Säuren-Basen-Haushalt ist womöglich überlastet und nicht im Gleichgewicht. Dies kann verschiedene Ursachen haben. Es wird Zeit, Ernährungsgewohnheiten und Lebensstil zu überprüfen, und Gegenmaßnahmen zu ergreifen. Wenden Sie sich an einen Therapeuten ihres Vertrauens!

Basische Körperpflege

Was hatten die antiken Römer, Griechen und Kleopatra gemeinsam? Ihre Körperpflege war eindeutig basisch. Schon Kleopatras berühmtes Molkebad und auch Großmutters Kernseife erfüllte ihren Zweck erfolgreich mit einem basischen pH-Wert. Schon damals wusste man um die reinigende und rückfettende Wirkung von basischer Pflege.

Übersäuerung und Säureschutzmantel der Haut

In der Naturheilkunde wird immer viel Wert gelegt auf die Zufuhr basischer Lebensmittel und Mineralien, da eine Übersäuerung des Körpers den Weg für viele Krankheiten ebnet. Mit Übersäuerung ist hier ein Ungleichgewicht im Säure-Basen-Haushalt gemeint. Die im Stoffwechsel anfallenden Säuren werden im Körper mit Mineralien gebunden und abtransportiert. Entstehen zu viele saure Stoffwechselprodukte, und der Körper kann diese nicht gleich entsorgen, werden diese im Bindegewebe eingelagert, damit er sich später darum kümmern kann. Leider wird durch die heutige Ernährung mit vielen Säurebildnern z.B. Weißbrot, Süßigkeiten, Kaffee, Alkohol, zu viel Fett und Eiweiß der Körper regelmäßig überfordert. Die Ausscheidungsorgane sind überlastet, die eingelagerten Säuren in Form von Schlacken werden nicht mehr abtransportiert und machen Probleme. Cellulite, Muskelschmerzen aber auch Arthrose können mögliche Folgen sein. In der Naturheilkunde wird nun davon ausgegangen, dass auch die Haut ein wichtiges Ausscheideorgan für Säuren ist und darum der pH-Wert der Haut sauer ist. Heute sind Körperpflegemittel weitgehend pH-hautneutral, also eigentlich sauer. Es wird davon ausgegangen, dass aber saure Pflegemittel den Körper am Ausscheiden von Giften und Säuren hindern. Darum werden basische Pflegemittel empfohlen, da diese den Stoffwechsel der Haut aktivieren und die Ausscheidung vorantreiben. Am wirkungsvollsten ist hier die Kombination aus innerlicher und äußerlicher Anwendung.

Anwendungsbeispiele basischer Körperpflege

Innerliche Anwendung:

Durch Zufuhr basischer Lebensmittel wie mineralstoffreiches Obst und Gemüse und auch Tees, und die Einnahme von Basenpulvern, kann dem Körper die Neutralisation und Ausscheidung der Säuren erleichtert werden. Beispiele hierfür sind die Basenprodukte von P. Jentschura, Trisana und auch einfaches Natron.

Äußerliche Anwendung:

Wollen Sie Ihrem Körper und ihrer Haut etwas Gutes tun, ist ein basisches Vollbad angesagt. Eine einfache Möglichkeit ist z.B. ein Zusatz von Totem Meer Salz in Kombination mit Natron. Die Wirkung ist umso besser, je länger das Bad dauert (mind. 30 min.). Es stehen auch einige Basenbäder verschiedener Firmen zur Verfügung. Wenn keine Zeit für ein Vollbad ist, hat auch ein basisches Fußbad eine reinigende Wirkung. Auch Strümpfe und Wickel in Wasser mit basischem Salz getaucht und angezogen oder auf z.B. die Arme gelegt, aktivieren die Ausscheidung. Haben Sie Probleme mit Haarausfall, ist ein Versuch mit basischer Haarpflege sinnvoll. Durch übersäuerte Kopfhaut wird der Stoffwechsel dort gestört und das Haarwachstum behindert. Im Bereich der Kosmetik stehen auch einige basische Produkte wie Feuchtigkeitscremes, Gesichtswasser oder Reinigungsmilch zur Verfügung. Bei Hautproblemen wie trockener Haut welche schlecht rückfettet, könnte eine Anwendung eventuell Erleichterung bringen.

Würmer beim Menschen – was tun?

Würmer beim Menschen sind gar nicht so selten. Meist sind Kinder von den eher harmlosen Madenwürmern befallen. Mit anderen Vertretern ist hingegen nicht zu spaßen.

Dass Tiere Würmer haben, ist zumindest jedem Tierbesitzer hinreichend bekannt. Zum Glück handelt es sich meist um tierspezifische Arten, die nicht auf den Menschen übertragbar sind. Dennoch hat auch der Mensch hin und wieder mit Würmern zu kämpfen. Eine äußerst unangenehme Geschichte, die man schnellstens wieder los werden möchte. Hier gibt es einige Tipps, was man gegen Würmer beim Menschen unternehmen kann.

Bei den beim Menschen vorkommenden Würmern unterscheidet man zwei Gruppen: Rundwürmer und Bandwürmer. Zu den Rundwürmern gehören:

- Madenwürmer
- Peitschenwürmer
- Spulwürmer
- Hakenwürmer
- Trichinen

Bei den Bandwürmern kommen vor allem

- Hundebandwurm
- Schweinebandwurm
- Rinderbandwurm
- Fuchsbandwurm

vor.

Während die meisten Würmer für den Menschen eher lästig sind, und meist keine bleibenden Schäden hinterlassen, kann der Fuchsbandwurm tatsächlich zum Tode führen. Obwohl sehr viele Füchse in Deutschland infiziert sind, ist die Anzahl der Menschen, die an Echinokokkose erkrankt sind, mit 20 Fällen pro Jahr jedoch eher gering. Betroffen sind vor allem die Berufsgruppen in Land- und Forstwirtschaft und manchmal auch Hunde- und Katzenbesitzer. Die Infektionsgefahr steigt mit wachsendem Fuchsbestand und dem vermehrten Eindringen der Füchse in Städte. Regelmäßige Entwurmung der Hunde und Katzen und regelmäßiges Händewaschen nach Tierkontakt minimieren das Risiko, Fuchsbandwurmeier aufzunehmen. Auch die Gefahr, sich mit Rinder- oder Schweinebandwurm zu infizieren ist durch die durchgeführte Fleischbeschau in der Metzgerei eher gering. Um eine Infektion ganz auszuschließen, sollte kein rohes Rind- oder Schweinefleisch verzehrt werden. Mit Spulwürmern und einigen gefährlicheren Wurmarten infiziert man sich vornehmlich auf Reisen. Der in Deutschland am meisten vorkommende Wurm ist wohl der Madenwurm. Man geht davon aus, dass jedes 2. Kind infiziert ist bzw. schon mal infiziert war. Weltweit soll sogar jeder 10. Mensch betroffen sein.

Madenwürmer

Infektion und Zyklus

Da die Madenwürmer weit verbreitet und häufig symptomlos sind, ist es relativ einfach, sich damit zu infizieren. Infizierte Kinder können über direkten Kontakt oder Spielzeug Wurmeier weitergeben. Da kleine Kinder alles mit dem Mund erkunden, gelangen Madenwurmeier in den Verdauungstrakt. Eine Übertragung über fäkaliengedüngtes Gemüse oder Kotstaub, wie überall zu lesen ist, kann ich mir, zumindest bei uns, nicht recht vorstellen. Die aufgenommenen Eier machen im Dünndarm drei Larvenstadien durch. Die Erwachsenen Tiere leben im Dickdarm und sind ca. 3 Monate lebensfähig. Die Weibchen wandern abends und nachts zum Darmausgang und legen Ihre Eier am After ab, was zu heftigem Juckreiz führen kann. Durch Kratzen gelangen die Eier an Hände und unter die Fingernägel. Werden nun nicht gründlich die Hände gewaschen, gelangen die Eier wieder über den Mund in den Verdauungstrakt. Der Kreislauf beginnt von Neuem. Auch in Unterwäsche, Schlafanzug und Bettzeug können Eier haften.

Symptome

Oft ist ein Befall mit Madenwürmern symptomlos. Ansonsten können Juckreiz am After, Darmentzündung, Blinddarmreizung, Durchfall und Schlafstörungen auf Madenwürmer hinweisen.

Nachweis von Madenwürmern

Die meisten Wurmarten werden über Stuhluntersuchungen nachgewiesen. Dazu werden Stuhlproben mit einem speziellen Verfahren unter dem Mikroskop untersucht. Die Eier jeder Wurmart sehen anders aus und können identifiziert werden. Bei den Madenwürmern können im Stuhl meist keine Eier nachgewiesen werden, da diese am After haften. Deshalb sollte morgens ein Tesa-Abklatsch-Präparat vom After gemacht werden, und dieses direkt unter dem Mikroskop untersucht werden. Manchmal kann man aber auch Madenwürmer im Stuhl direkt sehen. Diese sind 5 bis 13 mm lang, weiß und dünn. Sie ähneln Fäden, weshalb sie auch Fadenwürmer genannt werden.

Behandlung

Zur Behandlung stehen Wurmmittel zur Verfügung. Kindern wird meist Molevac® Dragees oder Suspension verschrieben. Der Wirkstoff Pyrvinium greift in den Zuckerstoffwechsel der Madenwürmer ein und diese sterben. Der Stuhl kann sich während der Behandlung rot färben. Nicht nur gegen Madenwürmer, sondern auch bei Spul- und Hakenwürmern wirksam, ist Helmex®. Der Wirkstoff heißt Pyrantel. Er kann bei Kindern ab 12 kg Körpergewicht eingesetzt werden. Ein weiteres Wurmmittel ist Vermox® mit dem Wirkstoff Mebendazol bei Kindern ab 2 Jahren.

Der Wirkstoff deckt zusätzlich noch Bandwurm- und Zwergfadenwurmbefall mit ab. Es wird beschrieben, dass eine 1 - 2-malige Anwendung ausreichend ist.

Zusätzliche Hygienemaßnahmen

Da Wurmeier ca. 3 Wochen infektiös sind, müssen noch einige zusätzliche Maßnahmen ergriffen werden:

- gründliches Händewaschen nach jedem Toilettenbesuch
- kurze Fingernägel
- Fingernägel sauber bürsten
- Bettwäsche waschen und desinfizieren
- dicht schließende Unterwäsche
- morgens und abends Unterwäsche wechseln
- Spielzeuge waschen und desinfizieren
- Handtücher nur für eine Person
- Familienmitglieder ev. mitbehandeln

Trotz aller Hygienemaßnahmen kommt es häufig vor, dass die Würmer nach der Behandlung mit chem. Wurmmitteln immer wieder kommen. Viele Betroffene kämpfen schon jahrelang gegen die lästigen Biester an. Es gibt einige hilfreiche Naturmittel, die bei der Entwurmung unterstützen können:

Grapefruitkernextrakt:

Äußerst wirksam bei inneren Parasiten und dazu nebenwirkungsfrei ist dieses Allroundtalent aus Grapefruitkernen. 2x im Jahr wird laut Broschüre eine Wurmkur empfohlen. Dazu werden 2 - 3-mal täglich 3 - 15 Tropfen eingenommen. Die Tropfenzahl beginnt mit 3 und wird bis 15 Tropfen innerhalb einer Woche gesteigert. Grundsätzlich gilt 3 - 5 Tropfen pro 10 kg Körpergewicht. Grapefruitkernextrakt wird immer verdünnt angewendet, am besten in Orangensaft. Dieser überdeckt den wirklich sehr bitteren Geschmack fast ganz.

Knoblauch:

Würmer mögen Knoblauch überhaupt nicht. Dazu wird eine Knolle Knoblauch 20 min. in Wasser gekocht und mit Honig gesüßt. Diese Kur sollte 2 Wochen täglich angewendet werden. Noch wirkungsvoller hat sich ein Einlauf mit lauwarmem Knoblauchsud erwiesen.

Karotten:

Frischer Karottensaft morgens und immer wieder rohe Karotten vergraulen die lästigen Madenwürmer.

Enzyme von Papaya und Ananas:

Papaya und Ananas als Obst oder in Tablettenform wirken ebenfalls antiparasitär.

Schwarzkümmelöl:

Schwarzkümmelöl wirkt sich positiv und harmonisierend auf das Immunsystem aus, sodass Würmer keine Chance mehr haben.

Probiotika:

Ebenfalls sehr wichtig für das Immunsystem ist eine intakte Darmflora. Gerade durch die Belastung mit Würmen und der Gabe von chem. Wurmmitteln ist es wichtig, die Darmflora wieder aufzubauen, damit sich nicht gleich wieder neue Würmer ansiedeln können. Probiotische Präparate wie Symbioflor®, Lactobact®, Fortakehl®, Mutaflor® u.v.m. können Sie in der Apotheke erwerben. Ein Präparat zum Schutz des Darmes, welches neben Probiotika noch das vielversprechende Neem-Extrakt enthält, wäre das Trisana® Colon-Balance.

Basenpulver:

Basenpulver bestehen aus basischen Mineralien, welche helfen, die im Körper entstehenden Säuren abzufangen. Ist die Darmflora intakt, und die Ernährung basenbetont (viel Obst und Gemüse, wenig Fleisch) herrscht im Darm ein basisches

Milieu. Durch die heutige Industrienahrung mit viel Zucker und Weißmehl ist es für den Körper immer schwieriger, sein Milieu stabil zu halten. Ein übersäuerter Körper ist aber anfällig für Fehlbesiedelungen z.B. durch Darmpilze oder andere Parasiten. Meiner Meinung nach spielt eine Übersäuerung auch bei Wurmbefall eine Rolle. Eine Basenkur mit z.B. Trisana® BAS halte ich für äußerst sinnvoll.

Kurioses

Bandwurm-Diät

Die einen setzen alles daran, die Würmer loszuwerden, die anderen suchen im Internet nach Schlankheitspillen, die Bandwürmer enthalten. Scheinbar wurde vor Jahren ein sog. Wundermittel verkauft. Dass diese Pillen Bandwürmer enthielten, kam erst später raus. Diese Pillen sind natürlich vom Markt, oder vielleicht doch nicht? Auch davor, ganze Bandwurmexemplare zu schlucken, schrecken einige nicht zurück. Ich kann allen, die abnehmen wollen empfehlen, die Finger davon zu lassen.

Wurmeier gegen Heuschnupfen

Die steigende Zahl von Allergien bringt Wissenschaftler dazu, Menschen Suspensionen mit Wurmeiern zu verabreichen, damit das Immunsystem genügend beschäftigt ist, und nicht überreagiert. Die sinkende Anzahl von Wurmerkrankungen soll für das Ansteigen von Allergien verantwortlich sein. Ein Japaner hat mit Fischbandwurm infizierte Lachse gegessen, und damit seinen Heuschnupfen kuriert. Meiner Meinung nach gibt es aber genügend andere Gründe, warum Allergien auf dem Vormarsch sind, und das Immunsystem überreagiert. Da sollte man eher mal die ganzen Umweltgifte und Zusatzstoffe aus Landwirtschaft und Lebensmitteln verbannen, anstatt das Immunsystem mit Wurmeiern zu dämpfen.

2. Nahrungsergänzungsmittel und Hausmittel

Multivitamintabletten – Sinnvolle Ergänzung oder Gesundheitsgefahr?

Für die einen ein Segen, von den anderen verteufelt - bei Nahrungsergänzungsmitteln scheiden sich die Geister. Wie sinnvoll Multivitamin-Tabletten sind und worauf zu achten ist, möchte ich hier erläutern.

Künstliche und natürliche Vitamine - kleiner Unterschied mit großer Wirkung

Bei den Multivitamintabletten muss ganz klar unterschieden werden zwischen den **synthetischen**, im Labor hergestellten Vitaminen und den im **natürlichen Verbund** vorkommenden Präparaten.

Unser Körper benötigt Vitamine, die durch die Nahrung zugeführt werden müssen, da der Körper diese nicht selber herstellen kann. Vitamine liegen aber in unserer Nahrung immer in einem natürlichen Verbund aus Vitaminen, Mineralien, Spurenelementen, Enzymen und sekundären Pflanzenstoffen vor. Dieser Komplex der Stoffe regelt die dosierte Aufnahme der benötigten Vitamine. Überdosierungen treten im Normalfall nicht auf, da überschüssige Vitamine erst gar nicht aus ihrem Komplex gelöst und einfach ausgeschieden werden. Der Nährstoffkomplex sorgt außerdem dafür, dass die enthaltenen Vitamine nicht so empfindlich z.B. auf Hitze oder Kälte sind. Sie sorgen somit für eine längere Haltbarkeit.

So enthält z.B. natürliches Vitamin C aus der Acerolakirsche sämtliche sekundären Pflanzenstoffe. Dadurch wird die Aufnahme in den Körper erleichtert, die Bioverfügbarkeit ist also verbessert. Synthetische Ascorbinsäure (künstl. Vit. C) hingegen ist ein im Labor nachgebautes Molekül, welches immer wieder in Kritik gerät, da es zu Überdosierungen oder Nebenwirkungen kommen kann. Mit Hilfe von Hilfs- und Konservierungsstoffen muss es haltbar gemacht werden. Konservierungs- und Hilfsstoffe belasten oder schaden dem Körper wiederum. Das gleiche gilt für

Tabletten mit Vitamin E. Natürliches Vitamin E besteht aus alpha-, beta-, gamma- und delta-Tocopherolen und Tocotrienolen, synthetisches hingegen nur aus alpha-Tocopherol. Durch die Aufnahme von nur einem Bestandteil des Vitamin E, kann das Gleichgewicht zu den anderen Tocopherolen gestört werden. Das Vitaminpräparat schadet mehr, als es nützt.

Fazit

Immer wieder kommen Nahrungsergänzungsmittel in die Kritik, zum Teil gerechtfertigt, zum Teil nicht. Leider wird kein Unterschied gemacht, zwischen natürlichen und synthetischen Vitaminen. Hochwertige Nahrungsergänzungsmittel, bei denen schonend die Inhaltsstoffe aus natürlichen Produkten gewonnen werden, und sämtliche Inhaltsstoffe in natürlicher Form erhalten bleiben, werden genauso schlecht geredet, wie künstlich hergestellte. Dabei ist die Zufuhr an Vitaminen über Nahrungsergänzungsmittel fast schon eine Notwendigkeit, da durch Fertigprodukte, Giftstoffe, Strahlenbelastung, Konservierungsstoffen, Stress, Schwangerschaft und vieles mehr, ein erhöhter Bedarf entsteht, der oft nicht mit der Nahrung ausgeglichen werden kann. Monokulturen, Kunstdünger, lange Lagerung, unreif geerntete Früchte und künstliches Licht führen zur Verarmung an Vitaminen und Mineralien in unseren Lebensmitteln. Die von der WHO empfohlene Menge von 5 x 250 g Obst und Gemüse täglich lässt sich oft nicht realisieren.

Meiner Meinung nach stellen Nahrungsergänzungen also eine sinnvolle Ergänzung der Ernährung dar, wenn diese aus natürlichen Vitaminen bestehen. Allerdings muss man dafür oft etwas tiefer in die Tasche greifen.

Eine Quelle für hochwertige Nahrungsergänzung ist die Firma Trisana aus dem Allgäu. Hier werden ausschließlich Naturstoffe verwendet, die schonend und nach der FCA®-Technologie hergestellt wurden. Weitere Informationen, eine kostenlose Vitalanalyse und den Link zum Online-Shop, finden Sie auf meiner Seite: www.rundum-vital-und-fit.de

Schüßler Salze

Dr. Schüßler Salze, auch Lebenssalze genannt, helfen dem Körper, vor allem die Zellen gesund zu erhalten. Sind die Zellen gesund und mit allen Mineralien versorgt, so geht es auch dem Menschen gut. Dabei dienen die Schüßler Salze nicht dazu, die Mineralien zuzuführen, sondern sorgen für eine bessere Aufnahme in die Zellen, da wo sie auch gebraucht werde. Die Mineralsalze werden wie homöopathische Mittel, potenziert, und liegen in D6 und D12 Potenzen vor. Die besten Effekte erreicht man, wenn man sich mineralreich ernährt, und gleichzeitig die Salze einnimmt. So wird die Aufnahme durch den Körper erleichtert. Hier sind alle 12 Mineralsalze im Überblick:

Nr. 1 Calcium fluoratum

Bei Haut, - Nagel, oder Knochenproblemen und Bindegewebsschwäche ist Calcium fluoratum das Mittel der Wahl. Calcium ist ein wichtiger Bestandteil im Bindegewebe und den Knochen, Fluorid ist im Zahnschmelz enthalten. Würfelfalten beginnend vom inneren Augenwinkel, durchsichtige Zahnspitzen, rissige Zunge, Schuppen auf dem Oberlid und bräunlich schwarze Verfärbungen im Augenbereich, lassen einen Kalziumfluorit-Mangel vermuten.

Nr. 2 Calcium phosphoricum

Hauptsächlich in Knochenzellen vorkommend, spielt Calcium phosphoricum vor allem bei Erneuerungsvorgängen eine wichtige Rolle. Bei verzögerter Knochenheilung nach Bruch, bei Osteoporose, Zähneknirschen und weißen Flecken auf Zähnen und Nägeln, kann mit Schüssler Nr. 2 ausgeglichen werden.

Nr. 3 Ferrum phosphoricum

Bei einem Eisenmangel ist der Sauerstofftransport herabgesetzt, und das kann zu Müdigkeit, Infektanfälligkeit und Muskelschwäche führen. Eingesetzt wird die Nr. 3 bei Verletzungen und Verbrennungen und unterstützt den Körper in der

Anfangsphase von Entzündungen. Äußerliche Anzeichen bei einem Mangel sind warme, rote Ohren und bläulich-schwarze Schatten am Auge und der Nasenwurzel.

Nr. 4 Kalium chloratum

Wichtig in der akuten Phase von Entzündungen unterstützt Nr. 4 die Entgiftung und verhindert eine Chronifizierung. Indikationen sind z.B. Mandelentzündungen, die gängigen Kinderkrankheiten und Bronchitis. Erweiterte, rote Äderchen und Hautgrieß lassen einen Mangel erkennen.

Nr. 5 Kalium phosphoricum

Die Nr. 5 wird zur Fiebersenkung, gegen Entzündungen, Zahnfleischbluten, Platzangst und Mundgeruch eingesetzt. Matte Augen und eingefallen wirkende Schläfen fallen bei Mangel auf.

Nr. 6 Kalium sulfuricum

Es regt die Entgiftung der Zellen an und wirkt in der Abheilungsphase von Entzündungen. Durch einen verminderten Sauerstofftransport bei Mangel ist der "Hunger nach Frischluft" und immer genügend Platz um sich herum ein wichtiges Kennzeichen für Kalium sulfuricum.

Nr. 7 Magnesium phosphoricum

Ein Mangel am Salz Nr. 7 macht sich z.B. durch Waden, Magen- und Darmkrämpfe bemerkbar. Bei blitzartig einschießenden, wechselnden und wandernden Schmerzen, aber auch bei chronischem Schokoladenhunger, liegt ein Mangel nahe. Hecktische Flecken und rote Wangen (Apfelbacken) sind sichtbare Anzeichen.

Nr. 8 Natrium chloratum

Natrium chloratum, auch Kochsalz, reguliert den Wärme- sowie den Flüssigkeitshaushalt und entgiftet. Zuviel normales Kochsalz führt zu einem Mangel an zellgängigem Natrium chloratum in den Zellen. Gegeben wird die Nr. 8 bei Fließschnupfen, Heuschnupfen und Nebenhöhlenentzündungen.

Nr. 9 Natrium phosphoricum

Schüßlers Nr. 9 ist wichtig für die Säure-Basen-Balance und daraus folgend bei rheumatischen Krankheiten, Sodbrennen und Magenschleimhautentzündungen sowie Hautproblemen (Mitesser, Pickel). Auch Heißhunger auf Süßes und sauer riechender Körpergeruch können Zeichen eines Mangels sein. Typisch sind auch sichtbare, senkrechte Falten auf der Oberlippe.

Nr. 10 Natrium sulfuricum

Natrium sulfuricum unterstützt die Entgiftung und Entfernung von Schlacken über die Nieren, Darm, Gallenblase und Leber. Einen Mangel kann man an der sog. "Schnapsnase" erkennen. Ein Zeichen, dass die Leber überlastet ist.

Nr. 11 Silicea

Kieselsäure ist wichtig für Haut, Schleimhaut, Haare, Nägel, Knochen, Bindegewebe und Nerven. Bei Ischiasschmerzen oder Schwangerschaftsstreifen ist an einen Mangel zu denken. Durch den Verlust der Bindegewebsfestigkeit kommt es zur Faltenbildung, beginnend mit den Krähenfüßen am Auge.

Nr. 12 Calcium sulfuricum

Die Verwendung wird vor allem empfohlen bei eitrigen Mandel- und Halsentzündungen, chronischen Eiterungen und Gelenkentzündungen. Es dient vor allem dem Abbau von Entzündungsprozessen.

25 Hausmittel gegen zu niedrigen Blutdruck

Während es umfassende Ratgeber gegen zu hohen Blutdruck gibt, werden Menschen mit zu niedrigem Blutdruck oft mit dem Spruch mit dem Gläschen Sekt am Morgen abgetan ... Da wir (fast) alle nicht zum Alkoholiker werden wollen, muss es einfach auch andere Möglichkeiten geben, einen zu niedrigen Blutdruck und die damit verbundenen Beschwerden, zu verbessern. Dazu habe ich mich tief in die Weiten des Internets begeben, um möglichst alle Hausmittel gegen zu niedrigen Blutdruck zusammenzutragen. Hier meine Zusammenfassung der 25 Hausmittel, mit denen man den Kreislauf wieder in Schwung bringen kann.

Das Gute zuerst: Menschen mit einem niedrigen Blutdruck leben länger, da ein niedriger Blutdruck das Risiko für Herzinfarkt, Schlaganfall und Arteriosklerose dramatisch senkt. Im Prinzip ist ein niedriger Blutdruck nichts Schlimmes und führt auch nicht zu Spätfolgen. (Ausnahme: niedriger Blutdruck infolge von Erkrankungen der Schilddrüse und der Nebennieren sowie bei Herzrhythmusstörungen und Herzschwäche. Bevor Sie irgendwelche Hausmittel nehmen, sollte der Arzt Vorerkrankungen abklären).

Das Schlechte daran: Es kommt leider durch eine Versackung des Blutes in den unteren Körperteilen zu Kreislaufproblemen und zu einer Minderdurchblutung des Gehirns. Symptome wie Schwindel, Ohnmacht, Sehstörungen (schwarz vor Augen), Kopfschmerzen, Müdigkeit und rasche Erschöpfung können die Folgen sein. Auch wer morgens ewig braucht um munter zu werden, leidet wahrscheinlich an den Folgen eines zu niedrigen Blutdrucks bei Nacht.

1. Langsam aufstehen

Wer nicht schon morgens mit Kreislaufproblemen kämpfen will, sollte schon mal in Ruhe aufstehen und nichts überstürzen. Eine kurze Rast auf der Bettkante lässt das Blut nicht gleich in den Beinen versacken.

2. Koffein

Ohne Kaffee oder Tee geht bei schlechtem Kreislauf meist gar nichts. Erst danach fühlt man sich meist wieder wie ein Mensch und ist ansprechbar. Allerdings wirkt Kaffee nur sehr kurz. Tee hat einen längeren Effekt. Zu viel Kaffee über den Tag wirkt wiederum kontraproduktiv, da die Rezeptoren bei einem Überangebot von Koffein runter reguliert werden und die Wirkung ausbleibt.

3. Salz zum Frühstück

Eine gesalzene Laugenbrezel, ein Salzbrot oder ein herzhaftes gesalzenes Frühstück bindet mehr Flüssigkeit im Körper. Der Blutdruck steigt. Am besten verwenden Sie Himalaja Steinsalz, da es nicht nur Natrium, sondern auch viele andere Elemente enthält.

4. Wechselwarme Wasseranwendungen

- Wechselduschen sind nicht jedermanns Sache. Wer sich nicht dazu überwinden kann, den ganzen Körper abwechselnd mit warmem und kaltem Wasser abzuduschen (kalt beenden), kann sich auch nur auf die Beine beschränken (von unten nach oben bis zum Gesäß).
- Kalte Armbäder lassen sich überall auf die Schnelle durchführen. Einfach die Arme 5 Minuten in kaltes Wasser tauchen.
- Wassertreten nach Kneipp

5. Ausreichend trinken

2 - 3 Liter gutes Wasser, Tee oder Fruchtschorle sollte es schon sein. Damit wird die Fließfähigkeit des Blutes, das Blutvolumen und somit der Druck erhöht. Zudem wird eine bessere Sauerstoffversorgung der Organe gewährleistet. Am besten trinkt man sein erstes Glas schon vor dem Aufstehen.

6. Bürstenmassagen

Vom Unterschenkel aus wird begonnen, mit speziellen Körperbürsten aus Naturmaterialien, kreisförmig in Richtung Herz zu massieren. Die Bürstenmassage wird trocken durchgeführt.

7. Bewegung

Ausdauersportarten wie Joggen, Walken, Radfahren und Schwimmen sind gut geeignet, um den Kreislauf zu stabilisieren und Gefäße und Muskulatur zu trainieren. In schlaffen Gefäßen versackt das Blut schneller.

8. Akupressur

Schon morgens im Bett kann man bestimmte Akupressurpunkte durch Drücken stimulieren, und dadurch den Kreislauf aufs Aufstehen vorbereiten. Eine Anleitung finden Sie auf http://akupressurpunkte-liste.de/beschwerden/niedriger-blutdruck.htm Auch die Akupunktpressur nach Penzel bringt Energien wieder in Fluss.

9. Vitamin- und Mineralienhaushalt auffüllen

Auch eine unzureichende Versorgung mit Vitaminen und Mineralien kann einen zu niedrigen Blutdruck begünstigen. Natrium als Salz wurde oben schon erwähnt, es gibt jedoch noch weitere wichtige Vitamine, Mineralien, Spurenelemente und Fettsäuren, die in ausreichender Menge aufgenommen werden sollten:

Magnesium, Kalzium, Vitamin D, Vitamin A, Vitamin C, B-Vitamine, Zink, Selen, Jod, Eisen, Omega-3, Linolsäure, Gamma-Linolensäure

Hier bietet sich Trisana® Pura Vida als umfassende Basisversorgung und zum Auffüllen der Vitamin- und Mineraliendepots an. Es enthält nur natürliche Extrakte und ist ausgesprochen gut bioverfügbar. Neben 3 Algenarten enthält es außerdem Aminosäuren, das Vulkangestein Zeolith und grüne Vulkanerde, 37 verschiedene Obst- und Gemüseextrakte, Coenzym Q 10 und L-Carnithin.

10. Entsäuern

Die Übersäuerung des Körpers steht im engen Zusammenhang mit einem Mineralienmangel. Die Stoffwechselsäuren können nicht mehr ausreichend neutralisiert werden. Als Folge werden diese im Körper eingelagert. Ein übersäuerter Körper verrichtet seine Arbeit nicht mehr ordentlich, und auch ein niedriger Blutdruck kann dadurch entstehen.

11. Schüssler Salze

Bei zu niedrigem Blutdruck haben sich folgende Schüssler Salze bewährt:
Nr. 2 Calcium phosphoricum
Nr. 3 Ferrum phosphoricum
Nr. 6 Kalium sulfuricum
Nr. 17 Manganum sulfuricum
Nr. 20 Kalium aluminium sulfuricum

Es sollten höchstens 3 Salze gleichzeitig eingenommen werden, am besten diejenigen, die auch zur Antlitzdiagnose bzw. zu spezifischen Symptome am besten passen. Als Dosierung werden 1 - 3 Tabletten 3 - 6x am Tag empfohlen. Die Tabletten einzeln im Mund zergehen lassen.

12. Homöopathie

Bei der Homöopathie würde ich aufgrund meiner Erfahrungswerte immer zu einem erfahrenen klassischen Homöopathen gehen, und eine komplette Konstitutionstherapie machen lassen. Die Aussichten sind dabei sehr gut, mit dem richtigen Mittel, die Selbstheilungskräfte des Körpers zu aktivieren. Die Selbstbehandlung mit Globuli ist bei Weitem nicht so erfolgsversprechend, sodass ich hier keine Mittelchen empfehlen werde.

13. Pflanzenextrakte

Bewährt bei zu niedrigem Blutdruck haben sich vor allem Extrakte aus Weißdorn (Crateagus), Rosmarin und Kampfer.

Angewendet werden können Pflanzenextrakte innerlich als Tee, Urtinkturen oder als Zusatz im Badewasser. Allerdings sollten alle drei Extrakte nur morgens bis mittags angewendet werden. Am Abend kann es zu Schlafstörungen kommen. Kreislauftropfen gibt es auch schon fertig zur Anwendung, z.B. als Korodin Herz-Kreislauf-Tropfen. Die Hirndurchblutung lässt sich mit Ginkgo positiv beeinflussen

Eine weitere Möglichkeit, seine Kreislaufprobleme zu bekämpfen, stellt die Anwendung von Schwedenkräutern dar. Anwendung: 1 - 3x täglich einen Teelöffel auf ein Glas Wasser verdünnen und trinken.

14. Akupunktur

In der traditionellen chinesischen Medizin stellt ein zu niedriger Blutdruck ein Energiedefizit dar, welches mit Akupunktur wieder geregelt werden kann. Durch Stimulierung der Meridiane können Energien wieder fließen.

15. Ätherische Öle

Folgende Ätherische Öle wirken belebend und stärken den Kreislauf:

Rosmarin, Pfefferminze, Kampfer, Salbei, Thymian, Ysop, Wacholder, Eukalyptus, schwarzer Pfeffer, Zimt

Die Anwendung erfolgt als Sofortmaßnahme mit Hilfe von Riechfläschchen oder auf einem Taschentuch. Gerne werden ätherische Öle auch als Badezusatz, Massageöl oder in einer Duftlampe verwendet.

16. Edelsteine

Edelsteine lassen sich vielseitig einsetzen. Man kann sie als Schmuck tragen, in die Hand nehmen, aufstellen und auf den Körper bzw. auf Chakren legen. Man verwendet Sie zum Meditieren, als Edelsteinessenzen und zur Herstellung von Edelsteinwasser. Bei Kreislaufschwäche zu empfehlen sind:

Rubin, Smaragd und Stern-Rubin

17. Jonen Salbe

Bei der Jonen Salbe (auch Ionen-Salbe) werden die Ohrakupunktur-Punkte durch die enthaltenen Ionen stimuliert. Wie bei Akupressur und Akupunktur wird der Energiefluss wieder hergestellt. Die Salbe wird einfach aufs Ohr aufgetragen.

18. Kombucha

Kombucha Tee ist ein Allroundtalent. Er ist günstig für die Darmflora, hilft beim Entgiften und enthält jede Menge Vitamine. Er hilft bei Durchblutungsstörungen und Krampfadern ebenso wie bei Allergien oder Verstopfung. Auf den Blutdruck wirkt er harmonisierend. Täglich sollten 3 Gläser getrunken werden. (Enthält Alkohol und Koffein - nichts für Kinder)

19. Kompressionsstrümpfe

Bei bestehendem Venenleiden wie Krampfadern sollte man möglichst oft Kompressionsstrümpfe tragen. Das Versacken des Blutes in den weiten Gefäßen wird so verhindert.

20. Lakritze

Wer Lakritze mag, wird sich freuen. Der Wirkstoff Glyzyrrhizin erhöht den Blutdruck. Schon 40 g am Tag sollen ausreichend sein.

21. Propolis

Was für die Bienen gut ist, kann für den Menschen nicht schlecht sein. So wird der Propolis neben seinen entzündungshemmenden, antibakteriellen, antiviralen, pilztötenden, immunstärkenden, schmerzlindernden und wundheilenden Eigenschaften auch harmonisierend auf das Kreislaufsystem. 1x täglich 30 Tropfen der Tinktur werden empfohlen.

22. Wirbelsäulenblockaden

Ein blockierter 5. Brustwirbel (Th 5) kann zu niedrigen Blutdruck, Kreislaufstörungen, Leberstörungen, Müdigkeit, Blutarmut, Gürtelrose und Arthritis führen.

23. Sauna

Auch mit niedrigem Blutdruck steht dem Saunabesuch nichts im Wege. Man sollte jedoch darauf achten, sich die letzten Minuten schon aufzurichten, damit der Blutdruck nicht drastisch abfällt. Um durch den Kältereiz einen Trainingseffekt für die Blutgefäße zu erzielen, sollte man sich bei niedrigem Blutdruck zügig abkühlen. Danach 10 - 30 Minuten ruhen und etwas trinken.

24. Nachts erhöht liegen

Um einen starken Blutdruckabfall bei Nacht zu vermeiden, kann es hilfreich sein, den Oberkörper durch mehrere Kissen etwas hoch zu lagern.

25. Zahnstörfelder und Amalgam

Wurzelbehandelte Zähne und Amalgamfüllungen können das Wohlbefinden und somit auch den Kreislauf massiv beeinträchtigen. Wer weiß, dass er im Mund einige Baustellen hat, sollte diese so bald wie möglich in Angriff nehmen.

Homöopathie und Naturmittel für die Hausapotheke

Es muss nicht immer die chemische Keule sein. Auch Naturmittel, homöopathische oder isopathische Präparate sind äußerst effektiv und sollten in keiner Reiseapotheke fehlen. Hier einige typische Reisekrankheiten und was dagegen hilft:

1. Reiseübelkeit

Für viele ist schon die Anreise zum Urlaubsort ein riesen Problem. Die Reiseübelkeit lässt grüßen. Ob im Auto, im Flugzeug, auf der Fähre oder dem Schiff, das ständige Übelkeitsgefühl bis zum Erbrechen, kann einem die Reise ganz schön vermiesen. Als Hauptmittel gegen Reiseübelkeit wird in der Homöopathie das **Cocculus**, vor allem bei Übelkeit und Erbrechen im Auto oder Schiff, eingesetzt. Essensgerüche verschlimmern die Übelkeit, und zusätzlich tritt Schwäche und Schwindel auf. **Nux Vomica** wird bei saurem Erbrechen mit darauf folgendem Kopfweh verabreicht. Bei kaltem Schweiß und Blässe und dem Verlangen nach Frischluft, ist **Tabacum** angezeigt. Wenn es beim Würgereiz bleibt, und der Anblick und Geruch von Essen die Symptome verschlimmern, sollte **Colchicum** probiert werden. **Ingwer** in Form von Ingwerpräparaten, Tees oder kandierten Ingwerstücken ist ebenfalls gut wirksam gegen Reiseübelkeit.

2. Magen-Darm-Probleme

In anderen Ländern kann es häufig durch ungewohnte Kost zu Magen-Darm-Problemen wie Blähungen, Völlegefühl, Erbrechen, Durchfall oder Verstopfung kommen. Auch hier hält die Homöopathie einige hilfreiche Präparate bereit, die in keiner homöopathischen Reiseapotheke fehlen sollten:

Nux Vomica ist bei Völlegefühl, krampfhaften Magenschmerzen nach üppigen Essen und Aufstoßen wirksam. Erbrechen und Übelkeit nach dem Verzehr von verdorbenen Lebensmitteln kann man mit **Arsenicum album** zu Leibe rücken. Ist der Magen dazu noch gebläht, und wurden vor allem fette Speisen gegessen, ist **Pulsatilla** das Mittel der Wahl. **Chamomilla** und **Belladonna** werden bei akuten Koliken eingesetzt.

3. Reisedurchfall

In fremden Ländern gibt es häufig an die dortige Bevölkerung angepasste E-Coli Keime, welche bei Touristen zu einem akuten Durchfall führen können, da sie diese nicht gewöhnt sind. In südlichen Ländern erfolgt die Übertragung oft durch Leitungswasser, weshalb man dieses nicht zum Zähneputzen und Trinken verwenden soll. Zur Desinfektion bietet sich als natürliches Antibiotikum das Grapefruitkernextrakt an. 20 Tropfen auf einen Liter Wasser geben, und z.B. Obst und Gemüse kurz darin einlegen. Bei akutem Durchfall kann das Extrakt dann auch innerlich angewendet werden und vernichtet somit die unerwünschten Keime, die den Durchfall auslösen. Bei empfindlichen Personen eignet sich die innerliche Anwendung auch schon vorbeugend. Ein Reisedurchfall ist natürlich äußerst lästig, sollte aber nicht mit peristaltikhemmenden Mitteln gestoppt werden, da der Körper ja versucht, die Erreger loszuwerden.

Auch hervorragend geeignet zur Vorbeugung und zum schnelleren Überstehen des Reisedurchfalls, ist das Präparat Trisana® Colon Balance. Das Kombinationspräparat enthält neben Neem-Extrakt, Rote-Beete-Pulver, Flohsamen und Flohsamenschalen auch Probiotika, um die Darmflora wieder in die Balance zu bringen.

3. Insektenabwehr und Stiche

Mücken, Zecken und sonstige Besucher, auf die man nur zu gerne verzichten kann, werden häufig mit DEET-haltigen Mitteln, wie z.B. Autan Family, abgehalten. Diese sind aber recht umstritten und wirken neurotoxisch. Bei Kindern würde ich solche Produkte nicht anwenden. Die Anwendung von DEET-haltigen Produkten sollte den Malariagebieten vorbehalten sein. In unseren Breiten bietet sich zur Insektenabwehr das Kokosöl an. Es riecht gut und ist absolut unbedenklich. Kommt es nun zu Stichen, stehen einige Mittel zur Linderung zur Verfügung:

Gekühlte Zwiebelscheiben sind äußerst wirksam, wenn Sie sofort auf den Stich gelegt werden. Oft verhindern Sie das Anschwellen des Stiches. Nun sind diese während der Reise allerdings sicherlich nicht immer griffbereit. Cremes wie **Combudoron** von Weleda oder Schüßler Salz **Nr. 3 Ferrum phosphoricum** oder **Nr. 8 Natrium chloratum**, mehrmals täglich aufgetragen, sind hier praktischer mitzuführen. Wer nur Schüssler Salz Tabletten dabei hat, kann sich aus diesen einen Breiumschlag machen. Als Globuli eignen sich **Ledum** bei infizierten Insektenstichen, **Apis** bei Bienenstichen und **Vespa** bei Wespenstichen. Bei allergischen Reaktionen ist natürlich sofort ein Arzt aufzusuchen.

4. Stress – Unfall – Ärger – Stau …

Vielseitig verwendbar sind Dr. Bachs Rescue Tropfen. Die wichtigste Anwendung ist aber bei Stress, um wieder ruhig zu werden, klar zu denken und zu handeln, z.B. nach einem Unfall. Auch bei Flugangst sollen diese wahre Wunder wirken.

5. Sonnenbrand

Es sollte heute selbstverständlich sein, nicht unvorbereitet ungeschützt in die Sonne zu gehen. Bei Kindern sollte auf mechanische Sonnenschutzmittel geachtet werden. Manchmal unterschätzt man aber doch die Stärke und Kraft, vor allem in südlichen Ländern, und ein schmerzhafter Sonnenbrand lässt grüßen.

Innerlich wird Belladonna bei Hitze und Rötung, also einem leichten Sonnenbrand angewendet. Kommen Schwellungen hinzu, ist Apis angezeigt und bei Bläschenbildung ist Cantharis hilfreich zur besseren Abheilung und gegen die Schmerzen. Äußerlich sind gekühlter Quark, Buttermilch, Combudoron oder Aloe Vera Gels äußerst hilfreich.

6. Zerrungen, Prellungen, Verstauchungen, Verletzungen

Sowohl äußerlich als Salbe als auch in Form von Globuli zur innerlichen Einnahme, wird das Notfallmittel Arnica bei Verletzungen jeder Art verwendet. Es hilft, Blutungen zu stoppen und reduziert Schwellungen. Manch blauer Fleck kann damit verhindert werden.

7. Entzündungen und bakterielle Infekte

Ein isopathisches Mittel, von dem ich sehr begeistert bin, da ich die Wirkung schon mehrmals am eigenen Leib erfahren konnte, ist Notakehl® von der Firma Sanum-Kehlbeck. Hier handelt es sich um ein isopathisches Präparat nach den Lehren des Prof. Enderlein. Notakehl® ist die perfekte Alternative zu Antibiotikum, da es ähnlich wirksam ist, jedoch keine Resistenzen bildet und Nebenwirkungen hat. Eine fiese Brustentzündung konnte innerhalb von drei Tagen komplett ausheilen, ebenso eine eitrige Rachenentzündung. Notakehl® bekommen Sie als Kapseln, Tropfen und Zäpfchen in der Apotheke.

Um nicht jedes homöopathische Mittel einzeln kaufen zu müssen, gibt es von verschiedenen Anbietern Sets mit Globulies in verschiedenen Größen und Zusammenstellungen. Meist handelt es sich um praktische Lederetuis, welche auf Reisen wenig Platz einnehmen, aber schnell verfügbar sind. Beispiele hierfür finden Sie z.B. unter http://www.giebel-apotheke.de und http://www.taschenapotheke.de

Arginin und Ornithin – Wirkung und Risiken

Arginin und Ornithin sind zwei Aminosäuren mit sich ergänzender Wirkung und einigen positiven Effekten auf unseren Körper. Nicht nur Sportler profitieren von der durchblutungssteigernden Wirkung, sondern auch bei Potenzproblemen versprechen die Substanzen eine Verbesserung der Libido.

Aminosäuren

Unser Körper besteht aus Kohlenhydraten, Fett und Proteinen. Aminosäuren sind die Bausteine der Proteine. Von den 20 Aminosäuren sind 8 essentiell (können vom Körper nicht selbst gebildet werden) 2 semi-essentiell (es wird zu wenig vom Körper gebildet) und 10 nicht essentiell (werden in ausreichender Menge produziert). Aminosäuren sind an vielen Stoffwechselvorgängen im Körper beteiligt. Sie sollten in ausreichender Menge und im richtigen Verhältnis zur Verfügung stehen.

Die Wirkung von Arginin und Ornithin

Arginin ist eine semi-essentielle Aminosäure, die zwar vom Körper selbst hergestellt wird, aber nicht in ausreichender Menge, sodass eine regelmäßige Zufuhr über die Nahrung notwendig ist. In Zeiten mit viel Stress, bei Krankheiten oder nach Unfällen besteht ein erhöhter Bedarf. Recht hohe Anteile Arginin enthalten z.B. Pinienkernen, Walnüsse, Kürbiskerne und Erdnüsse. Auch in Erbsen, Weizen-Vollkornmehl und ungeschältem Reis ist Arginin zu finden. Nahrungsergänzungen in Form von Kapseln oder Pulvern kann man in Apotheken oder Online kaufen.

Arginin und Ornithin fördern die Durchblutung und die Entspannung der Gefäße. Sie können sich somit positiv auf den Blutdruck und auf die Durchblutung der Schwellkörper des Penis auswirken. Hoch dosiert werden Sie als wirksames Potenzmittel eingesetzt. Sogar die Spermienzahl kann sich erhöhen. Sie fördern die Ausschüttung von Wachstumsfaktoren aus der Hypophyse, was zu einem guten und erholsamen Schlaf führt. Ornithin und Arginin führen zu einer verkürzten Regenerationsphase und fördern so den Muskelaufbau. Neben dem Muskelaufbau verwenden Sportler das Arginin, um die Durchblutung und somit die Versorgung mit Sauerstoff zu verbessern. Die Leistung z.B. im Ausdauersport wird erhöht. Nach Verletzungen wird die Wundheilung beschleunigt und durch Anregung der Thymusdrüse wird das Immunsystem gestärkt.

Ornithin ist am Abbau von Ammoniak in der Leber, und somit bei der Entgiftung, beteiligt.

Mangostan Frucht – Natürliche Power gegen freie Radikale

In Zeiten, in denen sich Lebensmittelskandale aneinanderreihen und wir täglich ohne es zu wissen, Giftstoffe zu uns nehmen, ist es wichtig, den Körper im Kampf gegen freie Radikale zu unterstützen. Jetzt fragen Sie sich wahrscheinlich, was Lebensmittelskandale und Giftstoffe mit freien Radikalen zu tun haben. Ganz einfach: Im Körper entstehen ständig freie Radikale durch diverse Stoffwechselvorgänge. Diese müssen vom Körper abgefangen werden, da sie sonst unsere Zellen und sogar das Erbgut schädigen können. Freie Radikale entstehen zusätzlich auch ganz massiv bei:

- UV-Strahlen
- Radioaktivität
- Röntgenstrahlen
- Rauchen
- Elektrosmog
- Stress
- Umweltbelastungen (z.B. Pestizide, Luftverschmutzung)
- Medikamente u.v.m.

Treffen viele dieser Faktoren zusammen, kann es schwer werden, die entstehenden freien Radikale komplett abzufangen. Da vor allem Umweltbelastungen immer mehr werden, ist der Körper oftmals überfordert und kann aus dem Gleichgewicht geraten. Eine Unterstützung im Kampf gegen freie Radikale ist in diesem Fall sinnvoll.

Was sind freie Radikale?

Freie Radikale, auch bekannt als Sauerstoffradikale, sind aggressive und reaktionsfreudige Zwischenprodukte des Sauerstoffs. Chemisch gesehen fehlt Ihnen ein Elektron, das sie schnellstens auffüllen wollen. Dazu bedienen sie sich aus unseren Zellen und auch der Erbsubstanz und können diese massiv schädigen.

Krankheiten wie Diabetes, Rheuma, Linsentrübung, Makuladegeneration, Arteriosklerose, Störungen des Immunsystems und Krebs werden den freien Radikalen zugeschrieben. Auch beim Alterungsprozess sollen Sie eine Rolle spielen. Um den Körper zu schützen, benötigt er Vitalstoffe in Form von Antioxidantien.

Antioxidantien - geben ist besser als nehmen!

Antioxidantien, oder Radikalfänger sind Moleküle, die gerne ein Elektron abgeben, und somit die freien Radikale neutralisieren. Bekannte Antioxidantien sind z.B. die Vitamine A, C und E, Carotinoide, das Spurenelement Selen und sekundäre Pflanzenstoffe wie z.B. das OPC (Traubenkernextrakt) oder auch Polyphenole aus dem Kakao. Eher noch unbekannte starke Antioxidantien aus der Gruppe der sekundären Pflanzenstoffe sind die Xanthone.

Xanthone im Fokus der Wissenschaft

Folgende Wirkungen konnten bis jetzt wissenschaftlich untersucht und auch bestätig werden[1]:

- entzündungshemmend
- antioxidativ (freie Radikale senkend)
- bakterizid, fungizid, antiviral (bakterien,- pilz- und virentötend)
- effektiv gegen Krebs und sonstige Geschwüre
- antihepatotoxisch (leberschützend)
- antiallergisch

Bei Wikipedia kann man zu den Xanthonen lesen:

„Xanthone sind aromatische Oxoverbindungen, die sich vom Ringsystem des Xanthens ableiten und in der Natur die farbgebenden Substanzen einiger Pflanzen

---

[1] Xanthone- Aktuelle wissenschaftliche Studien und Forschungsergebnisse Quelle: Datenbank der U.S. National Library of Medicine and the National Institutes of Health (siehe: http://www.ncbi.nlm.nih.gov/pubmed?term=xanthones)

stellen. Sie sind damit sekundäre Pflanzenstoffe, die als Farb-, Duft- und Geschmacksstoffe in Pflanzen produziert werden."

Die Mangostan-Frucht – reich an Xanthonen

Der Mangostan-Baum (garcinia mangostana) stammt ursprünglich von der Malaiischen Halbinsel und ist mittlerweile in vielen Tropenwäldern beheimatet. Vor allem in Thailand, Indonesien, Vietnam, Mittelamerika und Brasilien ist dieser zu finden.

Die Frucht des Baumes wird traditionell in vielen asiatischen Ländern als Heilmittel eingesetzt. Die Mangostan-Frucht enthält neben Xanthonen eine Vielzahl von Vitalstoffen, Antioxidantien, Polyphenolen und sekundären Pflanzenstoffen. Von 210 bekannten Xanthonen sind über 40 in der Mangostan-Frucht enthalten. Mangostan-Früchte können als Püree oder Saft fertig zum Trinken, z.B. Online, im Direktvertrieb oder in Reformhäusern bezogen werden.

Vorsicht Suchtgefahr! Schmeckt sehr lecker!

Schwarzkümmelöl

Echtes Schwarzkümmelöl kaufen ist gar nicht so einfach. Die Preis- und Qualitätsunterschiede sind enorm. Wie das möglich ist und welches Schwarzkümmelöl ich empfehlen kann, erfahren Sie im Folgenden:

Immer mehr Allergiker, Asthmatiker oder Neurodermitisgeplagte greifen auf eine natürliche Behandlung mit ägyptischem Schwarzkümmelöl zurück. Positive Effekte verschiedener Inhaltsstoffe konnten im Labor schon beobachtet werden, und zahlreiche Anwender berichten über Verbesserungen ihrer Leiden. Offiziell anerkannte klinische Studien gibt es allerdings, wie bei vielen Naturprodukten, noch nicht. Ein positiver Effekt ist stark abhängig von der Qualität des Samens und der Herstellung des Öls. Wenn Sie Schwarzkümmelöl kaufen, sollten Sie also einige Dinge beachten.

Quantität statt Qualität?

Will man Schwarzkümmelöl kaufen, kommt man aus dem Staunen nicht mehr raus. Die einen bieten es literweise für wenig Geld an, bei anderen kosten gerade einmal 100 ml so viel wie ein ganzer Liter beim anderen Anbieter. Oftmals ist nicht zu erkennen, warum man genau dieses Schwarzkümmelöl zu diesem Preis bekommt.

Gräbt man ganz tief im Internet, so wird z.B. erwähnt, dass laut Gesetzgeber die Beimischung von Fremdölen bis zu einem bestimmten Prozentsatz erlaubt ist, ohne dass dies vermerkt werden muss. Es darf sich immer noch 100% rein nennen. Leider konnte ich dazu keine richtige Quellenangabe finden, kann mir das aber durchaus vorstellen. Da auch einige Hersteller explizit darauf hinweisen, dass keine Öle beigemischt wurden, gehe ich also davon aus, dass es auch gemacht wird.

Bei Olivenölen ist das ja auch gang und gäbe, dass ein bisschen italienisches Olivenöl und viel importiertes Öl aus irgendwo, in Italien abgefüllt, auch als italienisch gilt. Was beim Olivenöl machbar, gilt wohl auch für jedes andere Öl. Die Hersteller von hochwertigem Olivenöl kämpfen seit Jahren darum, die Leute aufzuklären, dass ein Öl für 1,99 Euro aus dem Discounter eigentlich nichts mit nativem Olivenöl zu tun haben kann.

Auch das Schwarzkümmelöl ist ein stark umkämpfter Markt, der seit einigen Jahren boomt. Trotz mancher Rohstoffknappheit kann man Schwarzkümmelöl kaufen und läuft die Produktion an Ölen weiter, wie wenn nichts wäre...

Wodurch entstehen Qualitätsunterschiede?

1. Pressung

Die Qualität des Schwarzkümmelöls ist sowohl von der Sorte des Samens, als auch dem Anbaugebiet und der Weiterverarbeitung, abhängig. Vor allem die Pressung spielt eine entscheidende Rolle dafür, ob im Endprodukt später wirksame Bestandteile enthalten sind, und wie viel. Die Pressung sollte als Kaltpressung erfolgen. Im Idealfall bleibt die Temperatur während des Pressvorgangs unter 30 Grad, da sonst empfindliche Inhaltsstoffe verloren gehen. Jedoch ist der Begriff kaltgepresst recht dehnbar. Es bedeutet eigentlich nur, dass keine Wärme beim Pressen zugeführt werden darf. Beim Pressvorgang selber entsteht jedoch Wärme, und je kräftiger gepresst wird, desto mehr Ausbeute, aber desto mehr Wärme entsteht. Bis zu 95 Grad sind hier möglich! Mehr Druck bedeutet also größere Ausbeute, aber auf Kosten der Inhaltsstoffe. Kaltpressung schließt zudem eine Wärmebehandlung vor oder nach dem Pressen nicht aus. Nur aus der 1. Pressung erhält man die wertvollen Wirkstoffe. Werden die Samen öfter gepresst, womöglich unter größerem Druck, ist die Ausbeute natürlich besser, die Qualität jedoch nicht. Zuletzt kann man auch noch den letzten Rest mit chemischen Mitteln gewinnen. Weit verbreitet ist es wohl auch, die Samen vorher in einem Trägeröl quellen zu lassen, um den anschließenden Pressvorgang zu erleichtern, und die Ausbeute zu erhöhen.

2. Samenqualität und Beimischungen

Als echter Schwarzkümmel wird der Samen aus der Pflanze "Nigella sativa" bezeichnet, die in Oasen in der Wüste Südägyptens angebaut wird. Dieser gilt als besonders wertvoll. Boden und Temperaturverhältnisse sind dort ideal, um ein Optimum an Wirkstoffen zu erhalten. Ob jeder Schwarzkümmelsamen wirklich auch aus diesen Oasen stammt, kann man so nicht nachvollziehen und bleibt das Geheimnis der Hersteller. Auch ob Nigella sativa oder andere, medizinisch nicht so wirksame Sorten vor der Pressung gemischt werden, ist nicht auszuschließen.

Schwarzkümmelöl kaufen ist Vertrauenssache

Die letzten Tage habe ich Dutzende von Anbietern verglichen. Ich versuchte herauszufinden, worin das Geheimnis von gutem Schwarzkümmelöl liegt, und woran ich erkennen kann, ob es sich wirklich um qualitativ hochwertige Ware handelt. Der Erfolg war leider bescheiden. Ich werde einfach nicht schlau aus der ganzen Geschichte.

Zum Glück muss ich das aber auch nicht, da ich mein Schwarzkümmelöl ausschließlich bei Trisana® bestelle, da bei diesem kleinen aber feinem Unternehmen aus dem Allgäu, besonders Wert auf qualitativ hochwertige Ware gelegt wird. Nicht nur das Schwarzkümmelöl wird ohne Wenn und Aber nach schärfsten Qualitätskriterien ausgewählt und hergestellt, auch alle anderen Produkte werden mit der sog. FCA®-Technologie (Free of Chemical Additives - Herstellung und Produkte sind ohne jegliche chemische Hilfsmittel oder Zusätze), auf ISO 9001 zertifizierten und von Regierungsbehörden überwachten Produktionsanlagen, hergestellt. Alle Produkte sind reine Naturprodukte, garantiert ohne Schadstoffe, und entsprechen immer den neuesten wissenschaftlichen Erkenntnissen. Trisana hat sich vor Kurzem freiwillig vom Verbraucherschutz prüfen lassen, und als erste Firma im

Direktvertrieb das Siegel für eine besonders vertrauenswürdige und verbraucherfreundliche Firma von Verbraucherschutz.de erhalten. Wer auf der Suche nach bester Qualität im Bereich der Vitalstoffe ist, wird in Zukunft an der Firma Trisana nicht mehr vorbei kommen.

Dosierung

Das Schwarzkümmelöl ist eines der wichtigsten Naturmittel zur Unterstützung des Immunsystems bei z.B. Pollenallergie oder allergischem Asthma. Durch seine zahlreichen Inhaltsstoffe kann es vielseitig eingesetzt und angewendet werden. Die Schwarzkümmelöl Dosierung richtet sich vor allem nach dem Zweck der Anwendung und der Qualität des verwendeten Öls. Die Dosisempfehlungen im Folgenden beziehen sich auf hochwertiges, reines Öl von bester Qualität.

Pollenallergie und Heuschnupfen

Vor allem bei der Linderung der Pollenallergie hat sich das Schwarzkümmelöl einen Namen gemacht. Schon viele Heuschnupfengeplagte konnten bei der rechtzeitigen, kurweisen Einnahme des Schwarzkümmelöls, ihr Immunsystem harmonisieren und die lästigen Symptome wie Niesen, geschwollene Schleimhäute und tränende Augen reduzieren oder sogar beseitigen. Die Einnahme sollte hier mindestens 8 Wochen vor dem Pollenflug mit 3 x 1 Kapsel beginnen. Sollte man zu spät begonnen und sich schon akute Symptome eingestellt haben, kann man die Dosierung auf 3 x 3 Kapseln erhöhen. Wer keine Kapseln mag, kann alternativ 2 x täglich einen Teelöffel Öl in Tee oder Joghurt einnehmen.

Allergisches Asthma

Auch hier kommt es zu überschießenden Reaktionen des Immunsystems, welches mit Schwarzkümmelöl wieder harmonisiert werden kann. Zusätzlich wirkt der Schwarzkümmel schleimlösend und gefäßerweiternd und kann deshalb auch in Akutsituationen hilfreich sein. Empfohlen wird die längerfristige Einnahme von 3 x täglich 2 - 3 Kapseln vor oder nach dem Essen mit reichlich kalter Flüssigkeit oder 3 x täglich einen Teelöffel Öl in Tee oder Joghurt.

Hilfreich bei Asthma hat sich auch die Inhalation mit 1 Teelöffel Öl auf einen Liter heißem Wasser gezeigt. Alternativ kann auch mit dem gemahlenen Samen inhaliert werden. Dazu wird ein Glas fein gemahlener Samen mit 1l kochendem Wasser überbrüht, umgerührt und zum Ziehen stehen gelassen. Mit einem Handtuch über Kopf und Nacken werden dann ca. 15 Minuten die Dämpfe eingeatmet.

Husten

Auch bei Husten kann der schleimlösende Effekt eine Linderung bewirken. Am besten trinkt man gleich nach dem Aufstehen warmen Hustentee (z.B. Eibisch-Spritzwegerich- oder Thymiantee) mit 1/2 Teelöffel Schwarzkümmelöl. Auch hier bieten sich zusätzlich die Inhalation und auch eine Einreibung von Brust und Rücken an.

Neurodermitis, Psoriasis, Schuppenflechte

Zur unterstützenden Behandlung bei Hauterkrankungen kann das Schwarzkümmelöl äußerlich und innerlich (am besten beides zusammen) angewendet werden. Innerlich werden 3 - 4 Kapseln oder 3x täglich 1 Teelöffel eingenommen. Nässende, juckende oder trockene Hautstellen können mit Schwarzkümmelöl eingerieben werden. Wenn möglich sollte das Öl über längere Zeit einwirken können. Dazu trägt man das Schwarzkümmelöl auf eine Kompresse auf und legt diese für 15 Minuten (oder über Nacht) auf die betroffenen Partien.

Afa-Alge – Heilende Natur oder nur Gerüchte?

Von den einen als Wundermittel angepriesen, von den anderen als giftig eingestuft, ist es relativ schwierig, sich ein Bild von den Afa-Algen zu machen.

Wie bei allen Nahrungsergänzungsmitteln scheiden sich hier die Geister. Afa-Algen werden den Süßwasseralgen zugeordnet, sind aber eigentlich Cyanobakterien. Diese werden, anders als Chlorella oder Spirulina, nicht gezüchtet, sondern aus dem Klamath-See in Oregon gewonnen, weshalb sie auch Klamath-Algen genannt werden. Die Algen werden nach dem Ernten gewaschen, gefiltert und sprüh- oder gefriergetrocknet. Kaufen kann man sie als Pulver oder Tabletten.

Die Stimmen dafür:

Afa-Algen zeichnen sich durch ein optimal zusammengesetztes Nährstoffprofil aus. Sie enthalten neben natürlichen, und für den Körper leicht verfügbaren Vitaminen und Mineralien auch 20 Aminosäuren, 8 davon sind für den Menschen essentiell, d.h. lebensnotwendig. Kein Lebensmittel enthält mehr Chlorophyll wie die Afa-Algen. Chlorophyll ist wichtig für die Zellatmung, wirkt sich positiv auf die guten Bakterien im Darm aus und soll sogar den Blutdruck normalisieren. Zudem sind sie die beste Quelle für essentielle Fettsäuren. Eine regelmäßige Einnahme soll sich günstig auf Stoffwechsel, Immunsystem, Nervensystem, Gedächtnis, Konzentrationsfähigkeit und Depressionen auswirken. Sie regt die Bildung neuer Blutkörperchen an und eignet sich zur Schwermetallausleitung. Bei Kindern soll sie bei Hyperaktivität positive Wirkungen zeigen und wird von einigen als Ersatz für Ritalin eingesetzt.

Die Stimmen dagegen:

Neben der üblichen Kritik, dass bei ausgewogener Ernährung keine Nahrungsergänzungsmittel notwendig wären, wird bei der Afa-Alge zusätzlich vor Microzystinen gewarnt. Microzystine sind giftige Eiweißverbindungen, die von Cyanobakterien produziert werden und je nach Ernte mehr oder weniger in den Algenprodukten enthalten sind. Microzystine können die Leber schädigen und zu Leberkrebs führen. Die Grenzwerte werden in einigen Präparaten überschritten.

Studien zur Wirksamkeit der Algen würden fehlen und die empfohlene Dosierung wäre für eine positive Wirkung viel zu gering, so dass man sich die Einnahme auf jeden Fall sparen kann.

Erst kürzlich informierte die Zeitschrift „Der Spiegel" mal wieder über die Gefahren der Nahrungsergänzungsmittel, und ließ kein gutes Haar an diesen. Wieder wird alles über einen Kamm geschert, von der billigen Laborpille bis zu den angeblich überteuerten hochwertigen Nahrungsergänzungsmitteln aus dem Direktvertrieb. Die Stellungnahme des NEH-Verbandes (Verband mittelständischer europäischer Hersteller und Distributoren von Nahrungsergänzungsmitteln und Gesundheitsprodukten e.V.) finden Sie unter: http://www.nem-ev.de/downloads/nk-03_2012-scheffler_buettner_o_lmr.pdf

Meine Meinung:

1. Sich heutzutage ausgewogen zu ernähren ist heute mit unserer Industrienahrung kaum noch möglich. Vitaminpillen aus dem Labor sind aber keine Alternative. Eine Ergänzung mit natürlichen Präparaten, die alle wichtigen Vitamine und Mineralien in optimaler Zusammensetzung und in natürlicher Form enthalten, stellt eine sinnvolle Ergänzung dar.

2. Microzystine, isoliert an Mäusen getestet, haben tatsächlich leberschädigende Wirkung, wie auch Microzystine im Trinkwasser, welche von den überall vorkommenden Cyanobakterien gebildet werden. Die Alge selber enthält zusätzlich Inhaltsstoffe (Silymarin und Chlorophyll) welche die Leber vor Microzystinen schützen soll. Die Studien an Mäusen wurden nicht mit Afa-Algen, sondern mit Microzystinen in isolierter Form durchgeführt.

3. Hersteller von Nahrungsergänzungen sind in einer Zwickmühle. Zum einen dürfen keine Heilversprechen gemacht werden, die nicht mit Studien belegt sind, zum anderen würden positive Wirkungen die Zulassung als Arzneimittel notwendig

machen. Beides sind kostenintensive und komplizierte Unterfangen, die sich die meisten Hersteller nicht leisten können. Zudem werden die Grenzwerte für die tägliche Einnahme von Vitaminen und Mineralien immer weiter herabgesetzt, sodass die Einnahmeempfehlungen ständig nach unten korrigiert werden müssen. Die Wirksamkeit kann dadurch natürlich leiden, den Herstellern bleibt aber keine andere Möglichkeit.

4. Da ich mit Chorella-Algen überaus positive Erfahrungen bei der Schwermetall-ausleitung gemacht habe, obwohl die Wirkung wissenschaftlich nicht erwiesen ist und die Alge immer wieder in der Kritik steht, neige ich persönlich dazu, an die positive Wirkung der Afa-Algen zu glauben. Beim Kauf würde ich auf microzystinfreie Produkte achten.

Wie kann man richtig den Eisprung berechnen?

Ob zur Verhütung oder bei bestehendem Kinderwunsch, es ist immer sinnvoll, seinen Zyklus, das Datum des Eisprungs und seine fruchtbaren Tage zu kennen. Lernen Sie nun einige Hilfsmittel zur Berechnung des Eisprungs kennen.

Fruchtbarkeitskalender

Auf diversen Internetseiten (z.B. www.eltern.de) finden Sie sogenannte Fruchtbarkeitsrechner. Sie geben einfach Ihre Zyklusdauer und den ersten Tag der letzten Periode ein, und Ihnen wird Ihr Fruchtbarkeitskalender berechnet. Angezeigt werden die unfruchtbaren und fruchtbaren Tage sowie der theoretische Eisprung.

Ein Zyklus ist dabei immer vom ersten Tag der letzten Periode bis zum letzten Tag vor der nächsten Periode. Im Durchschnitt liegt dieser bei 28 Tagen. Aber auch 25 - 35 Tage gelten als normal. Der Eisprung erfolgt ca. 14 - 16 Tage vor der nächsten Periode. Das Ganze ist natürlich rein theoretisch und kann in der Praxis abweichen.

Temperaturmethode

Bei der Temperaturmethode wird jeden Morgen kurz nach dem Erwachen die Körpertemperatur gemessen - idealerweise rektal und vor dem Aufstehen. Um den Eisprung herum und bis zum Einsetzen der nächsten Blutung erhöht sich die Körpertemperatur um 0,3 bis 0,6 Grad Celsius. Ab dem dritten Tag nach der Temperaturerhöhung bis zur Periode kann man davon ausgehen, nicht fruchtbar zu sein. Da die Temperatur von sehr vielen Einflüssen abhängt, z.B. nahende Erkältung, Fieber, veränderte Schlafdauer usw., ist die Berechnung des Eisprungs aufgrund der Temperaturmethode zur Verhütung nicht besonders gut geeignet.

OvuQUICK-Eisprungtest

Mit dem OvuQUICK-Eisprungtest wird im Urin ein Hormon nachgewiesen, welches kurz vor dem Eisprung stark ansteigt. An mehreren Tagen in der Zyklusmitte wird der Urintest durchgeführt. Zeigt der Test das erste Mal ein positives Ergebnis, erfolgt innerhalb von 24 - 36 Stunden der Eisprung bei der Frau. Dies ist die Zeit der höchsten Fruchtbarkeit und man kann relativ leicht schwanger werden. Der OvuQUICK-Test eignet sich gut zur Familienplanung bei unregelmäßigem Zyklus. Er sollte mehrere Zyklen lang durchgeführt werden.

Persona-Verhütungscomputer

Der Persona-Verhütungscomputer lässt sich sowohl zur Verhütung als auch beim Kinderwunsch einsetzen. Der kleine Minicomputer misst mithilfe von Teststäbchen den Hormongehalt im Morgenurin und bestimmt damit die fruchtbaren Tage und den Eisprung. Im ersten Zyklus wird an 16 Tagen eine Messung des Urins vom Computer verlangt, in den folgenden Zyklen sind acht Messungen ausreichend. Die Anzeige der fruchtbaren Tage erfolgt dabei mit einem roten Licht, die unfruchtbaren Tage werden grün dargestellt.

Natürliche Familienplanung (NFP)

Bei der natürlichen Familienplanung geht es darum, neben der Temperatur, auch die anderen Körperzeichen (Zervixschleim und Muttermund), die während des Zyklus auftreten, zu erkennen und somit seine fruchtbaren und unfruchtbaren Tage zu bestimmen. Korrekt durchgeführt zählt die Methode zu einer der sichersten Verhütungsmethoden und wird von sehr vielen Frauen angewendet, die gegen künstliche Hormone wie die Pille sind, bzw. diese einfach aufgrund von Nebenwirkungen nicht vertragen.

Kann man schwanger werden, wenn man seine Tage hat?

Schwanger werden, wenn man seine Tage hat, gilt als recht unwahrscheinlich. Schaut man sich den Zyklus der Frau aber mal genauer an, ist dennoch Vorsicht geboten.

Den eigenen Zyklus kennenzulernen ist kein Hexenwerk, und jede Frau sollte in etwa darüber Bescheid wissen. Es ist erschreckend, wie viele Frauen nicht wirklich wissen, was in ihrem Körper während eines Zyklus eigentlich so passiert. Hier gibt es eine grobe Zusammenfassung, und natürlich die Antwort auf die Frage: Kann man schwanger werden, wenn man seine Tage hat?

Der Zyklus der Frau:

Als Zyklus bezeichnet man die Zeit vom ersten Tag der Periode bis zum letzten Tag vor der Periode. Dieser ist von Frau zu Frau unterschiedlich, und auch sonst so einigen Schwankungen unterworfen. Als normaler Zyklus wird eine Dauer von 23 - 35 Tage angesehen. Durchschnittlich liegt er bei ca. 28 Tagen. Stress, Krankheit, Klimawechsel (z.B. Auslandsaufhalte), Übergewicht, Untergewicht, aber auch bestimmte Medikamente (z.B. Blutdrucksenker, Psychopharmaka) können zu Schwankungen im Zyklus führen.

Während der "Tage" wird Gebärmutterschleimhaut, die zuvor aufgebaut wurde, wieder abgebaut und ausgeschieden. Dieser Prozess kann 3 - 7 Tage dauern. Danach findet der langsame Wiederaufbau der Schleimhaut statt, und gleichzeitig reift in den Eierstöcken eine Eizelle heran. Ist diese so weit, erfolgt der sog. Eisprung, bei dem die Eizelle aus dem Eierstock geschwemmt wird, und in die Eileiter gelangt. Die Eizelle ist nun ca. 1 Tag befruchtungsfähig. Der Eisprung erfolgt ca. 14 - 16 Tage vor der nächsten Periode. Die Wanderung der Eizelle im Eileiter dauert ca. 4 - 5 Tage. Eine unbefruchtete Eizelle kann sich nicht in die Gebärmutter einnisten, bestimmte

Hormone fehlen, und so wird die Schleimhaut, da sie nicht benötigt wird, wieder abgebaut. Die nächste Blutung setzt ein.

Die fruchtbaren Tage

Die fruchtbarsten Tage befinden sich also um den Eisprung herum. Jedoch sind Samenzellen bis zu 6 Tagen lebensfähig, sodass auch in den Tagen vor dem **Eisprung** eine Schwangerschaft sehr gut möglich ist.

Beispiel für einen 28 Tage Zyklus:

1	2	3	4	5	6	7	8	*9*	*10*	*11*	*12*	*13*	**14**	*15*													28

Periode

fruchtbare Tage

Bei einem angenommen Eisprung am 14. Tag des Zyklus (14 Tage vor der nächsten Periode) und der Lebensdauer der Spermien von 6 Tagen ist es sehr unwahrscheinlich, während der Periode schwanger zu werden.

Beispiel für einen 25 Tage Zyklus:

1	2	3	4	5	*6*	*7*	*8*	*9*	*10*	**11**	*12*													25

Periode

fruchtbare Tage

Auch hier gehen wir vom Eisprung 14 Tage vor der nächsten Periode aus. Dieser ist also am 11. Zyklustag. Die fruchtbaren Tage können also auch schon während der Periode liegen, vor allem wenn diese bis zu 7 Tage dauert. Da der Körper kein Uhrwerk ist der immer gleich tickt, und womöglich Stress oder eine beginnende

Krankheit den Zyklus verschieben, ist es durchaus möglich, dass man schwanger wird, wenn man seine Tage hat.

Wie lange kann man die Pille danach nehmen?

Wie lange man die Pille danach nehmen kann, ist abhängig vom Wirkstoff und wie schnell die Erkenntnis kommt, dass womöglich ein Missgeschick im Eifer des Gefechts passiert ist.

Shit Happens, und so kann es immer mal passieren, dass die Pille zur gewohnten Zeit vergessen wurde, das Kondom platzt, man nicht mehr Herr seiner Sinne ist oder ein Nuva Ring verloren geht. Nun heißt es, nicht in Panik zu geraten, sich zu informieren und dann zügig zu handeln. Dieser Artikel soll ihnen dabei helfen, das Missgeschick gut zu überstehen. Dazu gibt es die Pille danach, eine spezielle Pille, die den Eisprung verhindert, wenn die normale Pille vergessen wurde, und Geschlechtsverkehr stattgefunden hat.

Die Pille danach - Wirkmechanismus

Die Pille danach besteht aus einem künstlichen Hormon, welches die Reifung eines Eis und den Eisprung verhindert oder verzögert. In der Folge, kann (k)ein Ei auch nicht befruchtet werden. Jedoch tut sie das nur, wenn noch kein Eisprung erfolgt ist. Sollte der ungeschützte Geschlechtsverkehr zufällig am Tag des Eisprungs erfolgt sein, und das Ei bei der Einnahme der Pille danach schon befruchtet sein, kann sie auch keine Schwangerschaft mehr verhindern. Im Gegensatz zur Abtreibungspille, kann die Pille danach keine Einnistung des befruchteten Eis verhindern.

2 Wirkstoffe mit unterschiedlichem Zeitfenster

1. Levonorgestrel

Generell gilt, je früher die Einnahme der Pille danach erfolgt, desto sicherer kann eine Schwangerschaft verhindert werden. Beim Wirkstoff Levonorgestrel liegt der Zeitraum in dem die Pille danach eingenommen werden kann, um noch eine Wirkung zu erzielen, bei bis zu 72 Stunden. Das sind drei Tage. Dabei erhöht sich jedoch das Risiko, schwanger zu werden enorm, je später die Einnahme erfolgt. Bei einer Einnahme innerhalb von 24 Stunden kann die Pille danach in 95% der Fälle eine Schwangerschaft verhindern. Nach 24 Stunden sinkt die Wirksamkeit schon auf 85%, und nach 3 Tagen sinkt der Schutz vor ungewollter Schwangerschaft auf 58%. Es empfiehlt sich also, schnell zu handeln.

2. Ulipristal

Der Wirkstoff Ulipristal kann sogar noch länger nach dem ungeschützten Geschlechtsverkehr eingenommen werden, nämlich bis zu 120 Stunden, also 5 Tagen. Da das Präparat recht neu ist, gibt es keine Erfahrungen zu Fehlbildungen bei schon bestehender Schwangerschaft. Eine bereits eingetretene Schwangerschaft muss also vorher ausgeschlossen sein.

Woher bekommt man die Pille danach?

Die Pille danach ist in Deutschland verschreibungspflichtig, man benötigt also ein Rezept vom Arzt. Hierbei ist es jedoch egal, ob es Frauenarzt, Hausarzt oder die Notfallambulanz des Krankenhauses ist. Auch bei Pro Familia sind meist Ärztinnen vor Ort, die das entsprechende Rezept ausstellen. Im europäischen Ausland ist die Pille danach meist ohne Rezept erhältlich.

Eingeschränkte Wirkung

Unter bestimmten Umständen kann es passieren, dass die Pille danach ihre Wirkung nicht voll entfalten kann. Das kann z.B. bei der Einnahme von Antibiotika, Darmproblemen, Durchfall und Erbrechen innerhalb 3 Stunden nach Einnahme der

Fall sein. Auch Mittel mit Johanniskraut und Mittel gegen epileptische Anfälle können die Wirkung beeinträchtigen.

Nebenwirkungen

Da es sich um ein hoch dosiertes Hormonpräparat handelt, welches massiv in den Zyklus der Frau eindringt, kann es auch zu unangenehmen Nebenwirkungen kommen. Im Normalfall ist die Pille danach aber gut verträglich. Mögliche Nebenwirkungen können sein:

Kopfschmerzen
Übelkeit
Erbrechen
Bauchschmerzen
Schwindel
Brustspannen
Zyklusverschiebungen

Die Pille danach hebt die Wirkung der Pille auf, sodass bis zum nächsten Zyklus zusätzlich mechanisch verhütet werden sollte. Die Pille danach dient nicht zur normalen Verhütung, da sie an Wirkung verliert, je öfter sie eingenommen wird.

Kosten

Bis zum 18. Lebensjahr fallen keine Kosten an. Ab dem 18. Lebensjahr werden die Praxisgebühr mit 10 Euro und die Rezeptgebühr mit 5 Euro fällig. Ab dem 20. Lebensjahr werden Praxisgebühr und Medikamentenkosten (ca. 17 Euro) fällig.

Wie macht man ein Baby? Tipps um schnell schwanger zu werden

Überfällt Sie der plötzliche Kinderwunsch, wollen Sie lieber heute als morgen schwanger werden. Wie macht man nun am besten und schnellsten ein Baby?

Was bei den einen ganz von allein passiert, ist für andere harte Arbeit, die oft jahrelang nicht fruchtet. Woran es scheitern kann, welche Vorbereitungen sinnvoll sind, welche Stellungen günstig sind und wie ihr Zyklus eigentlich funktioniert, erfahren Sie in folgendem Artikel. Manches ist mit einem kleinen Augenzwinkern zu betrachten.

Auch wenn Sie schnell schwanger werden wollen, ist es ratsam, schon vorher einige Dinge zu regeln. Die Chancen bald ein Kind zu bekommen steigen, wenn bestimmte Voraussetzungen schon vorher geschaffen werden. Wenn Sie dann loslegen, kann alles ganz schnell gehen.

1. Suchen Sie rechtzeitig einen Mann

Richtig, nach der Bienchen und Blümchen Theorie sollte, um schwanger zu werden, ein männliches Exemplar des Homo sapiens im zeugungsfähigen Alter und gutem Gesundheitszustand zur Verfügung stehen. Im besten Fall ist dieser Nichtraucher, Nichttrinker, hat einen BMI von 20 bis 25 kg/m², genügend Geld, starke Nerven, trägt keine zu engen Hosen (Spermien mögen es kühl) und sein bestes Stück funktioniert hinreichend. Die Auswahl des Exemplars kann sich mehr oder weniger hinziehen. Sie werden wohl auch einige Kompromisse eingehen müssen.

2. Befreien Sie sich von allen Giften

Auch wenn weiterhin behauptet wird, Amalgam sei kein Problem und absolut ungiftig (nur Fische in verseuchten Seen sterben zu Haufen), lassen Sie sich die Dinger rechtzeitig raus machen, und entgiften Sie ihren Körper mit der absolut umstrittenen Wunderalge Chlorella. Auch die Giftstoffe der Zigaretten, die Sie natürlich auch rechtzeitig aufgeben müssen, werden Sie so los. Umweltgifte sind in der Lage, Zyklusstörungen und Fehlgeburten zu verursachen. (Parodontose übrigens auch)

3. Vergessen Sie die Pille ...

und füllen Ihren Mineralien- und Vitaminhaushalt unbedingt auf. Die Pille ist ein absoluter Vitaminräuber. Hören Sie nicht auf diejenigen, die behaupten, es reicht, wenn man sich ausgewogen ernährt. Wenn Sie jahrelang die Pille eingenommen haben, können massive Defizite vorliegen, welche die Fruchtbarkeit gefährden können. Vermeiden Sie jedoch synthetische Vitaminpräparate aus dem Labor, sondern greifen Sie zu hochwertigen Nahrungsergänzungsmitteln aus Pflanzenextrakten.

Nach Absetzen der Pille kann es bis zu einem Jahr dauern, bis sich ein normaler Zyklus wieder einstellt. Andere nutzen die zum Teil überschießenden Reaktionen des Körpers und werden sofort im ersten Monat schwanger. In jedem Fall nehmen Sie rechtzeitig Folsäure ein.

4. Lernen Sie Ihren Zyklus kennen

Wenn Sie bisher immer überrascht waren, dass Sie schon wieder Ihre Tage bekommen haben, wird es Zeit, sich mit dem eigenen Zyklus zu befassen. Tatsächlich kann man relativ gut bestimmen, wann der Eisprung stattfindet, die fruchtbaren Tage sind und die Chance auf eine Schwangerschaft am größten ist. Die Methoden der natürlichen Familienplanung (NFP) sind dabei sehr hilfreich.

Sind alle Vorbereitungen so weit abgeschlossen, heißt es, zur Tat zu schreiten. Auch hier gibt es nützliche Hinweise, um das schwanger werden zu erleichtern:

Die richtige Stellung

Nachdem Sie nun wissen, wann Ihre fruchtbaren Tage sind, kann auch die richtige Stellung durchaus hilfreich sein. Die Gesetze der Schwerkraft wirken auch im Körper, und so muss man es den Spermien nicht unnötig schwer machen und kann Stellungen suchen, die nicht bergauf gehen. Besonders geeignet, da nah am Muttermund, ist die Missionarsstellung. Auch von hinten erleichtert man den, vielleicht schon etwas beeinträchtigen Spermien (die Spermienqualität lässt seit Jahren zu wünschen übrig) die Reise.

Der richtige Ort

Prinzipiell ist es egal, wo Sie Ihr Kind zeugen. Allerdings ist der denkbar ungünstigste Ort die Badewanne. Zum einen verändert der Chlorgehalt den pH-Wert der Scheide (Spermien sind da sehr empfindlich) zum anderen haben wir weiter oben schon gelernt, dass Spermien keine Hitze mögen. Ein heißes Bad kann tatsächlich die in den Startlöchern stehenden Spermien den Rest geben, und alle mühsamen Vorbereitungen zunichtemachen. Das "Hodenbaden" im warmen Wasser wird tatsächlich von einer Minderheit als Verhütungsmethode genutzt.

Die richtige Einstellung

Um seinen Kinderwunsch zu erfüllen, sollte man sich jedoch in nichts reinsteigern. Bleiben Sie gelassen und setzen Sie auch ihren Partner nicht unter Druck.

Wenn der Spaß am Sex plötzlich verloren geht und man an den fruchtbaren Tagen muss, kann das Babymachen bald zur Qual werden. Ein verkrampftes miteinander ist der Fruchtbarkeit nicht förderlich, erzwingen kann man das Kinderkriegen nicht. Viel Sex hilft in diesem Fall auch nicht unbedingt, da die Samenqualität nach einigen Tagen Enthaltsamkeit am besten ist.

Endlich schwanger

Herzlichen Glückwunsch, Sie haben es geschafft. Ab jetzt haben Sie 9 Monate Zeit, sich auf eine komplette Lebensumstellung einzustellen. Nichts ist wie vorher: Sie werden nicht mehr rechtzeitig aus dem Haus kommen, die Hosen werden zu eng sein, die Nacht wird zum Tag, die Haare fallen aus, die Sorgen nehmen zu, die Freunde werden weniger, die Nerven dünner und das Wohnzimmer gleicht einem Spielwarenladen.

Aber was wären wir bloß ohne unsere Kinder, und wem könnten wir sonst so viel Liebe schenken?

Wechseljahre - Wie kommen die Hitzewallungen zustande?

Erfahren Sie, wie die heftigen Hitzewallungen in den Wechseljahren zustande kommen, und wie Sie die Symptome mildern können.

Als Wechseljahre, auch Klimakterium genannt, bezeichnet man die Zeit, in der die Frau hormonelle Veränderungen durchmacht, welche die Fruchtbarkeit beenden. Die Wechseljahre sind ein natürlicher Prozess, und eigentlich keine Krankheit. Dennoch kann es während dieser Zeit zu vielseitigen Beschwerden kommen, welche die Lebensqualität massiv beeinträchtigen können. Als besonders störend werden vor allem die Hitzewallungen empfunden.

Ab ca. dem 40. Lebensjahr ist der Vorrat an Eizellen langsam aufgebraucht, und es kommt zu Unregelmäßigkeiten bei der Periode. Das ist der Beginn der Wechseljahre (Prämenopause). Durch die abnehmende Zahl der Eizellen reduzieren sich auch die Hormone (Östrogene) und führen dann mit durchschnittlich 50 Jahren zur Menopause, der letzten Monatsblutung. Ab diesem Punkt ist eine Frau nicht mehr fruchtbar, ein neuer Zeitabschnitt beginnt.

Die Hormonumstellung im Körper kann neben Hitzewallungen u.a. auch zu Herzrasen, Schlafstörungen, Depressionen, Antriebslosigkeit und Reizbarkeit führen. Ca. 1/3 der Frauen haben gar keine Beschwerden, 1/3 leichte Beschwerden, und der Rest hat unter massiven Beeinträchtigungen zu leiden. Als Langzeitfolgen des geringen Östrogengehaltes können Osteoporose, trockene Haut und Schleimhaut und eine Erhöhung des Fettanteils auftreten.

Wie entstehen Hitzewallungen?

Durch Hormonschwankungen aufgrund der weniger werdenden Eizellen und unregelmäßige Zyklen kommt es zu Störungen in der hormonellen Steuerzentrale. Diese liegt im Gehirn und wird als Hypothalamus bezeichnet. Zu den Aufgaben des

Hypothalamus gehört z.B. die Signalübertragung aus dem zentralen Nervensystem zur Hypophyse. Dieser steuert somit wichtige Funktionen im Körper. Er ist z.B. wichtig für die Kontrolle und Regulation des Wasserhaushalts, Überwachung des Kreislaufs und der Blasenfunktion. Außerdem wird hier die Körpertemperatur gemessen und überwacht. Wird das empfindliche System durcheinandergebracht und die Temperaturüberwachung irritiert, kommt es zu den lästigen Hitzewallungen. Das Gehirn denkt, es liegt eine Überhitzung des Körpers vor. Es werden Gegenmaßnahmen ergriffen, um dies zu verhindern. Der Körper schwitzt, um sich abzukühlen.

Was hilft gegen Hitzewallungen?

Früher war die Hormonersatztherapie das Mittel der Wahl. Heute wird kontrovers diskutiert, ob künstliche Hormone eher schaden als nutzen. So besteht bei der Hormonersatztherapie ein erhöhtes Risiko für Brustkrebs, Herzinfarkt, Thrombose und Schlaganfall. Neben den Hormonen stehen aber auch einige pflanzliche Lebensmittel bzw. Heilpflanzen zur Verfügung, welche helfen, die Hormonschwankungen abzufangen und zu harmonisieren. Diese enthalten östrogenähnliche Stoffe, die sog. Phytoöstrogene. Bekannte phytoöstrogenhaltige Pflanzen sind z.B.

Sojabohnen
Rotklee
Traubensilberkerze
Leinsamen
Hülsenfrüchte
Getreidekleie

Etwas weniger bekannt, aber eines der stärksten Phytoöstrogene, ist ein Extrakt aus dem Hopfen mit dem Wirkstoff 8-PN Lifenol® (8-Prenylnaringenin). In Studien wurde bewiesen, dass dieser Wirkstoff eine signifikante Reduzierung der Hitzewallungen nach 6 Wochen, und einen messbaren Rückgang des starken

Schwitzens nach 2 Monaten bewirkt. Diese Ergebnisse macht sich die Firma Trisana® zunutze, und hat ein höchst effektives Produkt zur Steigerung der Lebensqualität der Frauen in den Wechseljahren durch weniger Hitzewallungen und starkes Schwitzen, entwickelt. Neben dem patentierten Hopfenextrakt enthält es noch das Panmol®, ein natürlicher Vitalstoff komplex, welcher aus 4 Tage alten Quinoa-Keimlingen nach einem patentierten Verfahren gewonnen wird. Dieser Komplex ist reich an biologisch aktiven B-Vitaminen, Phospholipiden und Aminosäuren, enthält ungesättigte Fettsäuren und einen natürlichen Vitamin E-Komplex aus Tocopherolen und Tocotrienolen. Daneben enthält er noch eine Vielzahl von Antioxidantien, Flavenoiden, Mineralien und Spurenelementen. Zur Wirkverstärkung und Steigerung der Bioverfügbarkeit enthält das Produkt Trisana® Menop-Balance den patentierten Schwarzpfefferextrakt Bioperine. Empfohlen wird die Einnahme von 2 x 1 Kapsel am Tag über einen längeren Zeitraum.

4. Persönliche Erfahrungsberichte

Neurodermitis - Wie die klassische Homöopathie die Schulmedizin schlägt

Am Beispiel der Neurodermitis lässt die Homöopathie die Schulmedizin ganz schön alt aussehen. Ein Beispiel, wie gut die Homöopathie bei Kindern wirkt.

Normalerweise heißt es ja immer, dass die Homöopathie eine sinnvolle Ergänzung zur Schulmedizin darstellt, aber die Homöopathie offensichtlich Grenzen hat. Von den Grenzen der Schulmedizin spricht aber kaum jemand. Im Falle der Neurodermitis muss ich ganz klar sagen, hat die Naturheilkunde die Nase ganz weit vorn.

Schon als Baby hat mein Sohn immer viel geweint, war sehr anhänglich, schlief nur auf oder bei mir und niemals mehrere Stunden am Stück. Er weinte im Kinderwagen, sodass ich den teuren Wagen in die Ecke stellte, und mir ein Tragetuch zulegte, in dem das Kind immer in meiner Nähe sein konnte. Nur so war er friedlich, und ich hatte endlich mal die Hände frei.

Mein Sohn war ein halbes Jahr alt, als ich anfing, ihm neben dem Stillen den ersten Brei (Gemüse) zu geben. Zur Allergievorbeugung wird dies so empfohlen. Pünktlich mit Einführung der ersten Beikost, trat die erste trockene Hautstelle auf, die erst mal nicht weiter beachtet wurde. Im Laufe der Zeit kamen zwei weitere Stellen hinzu, die einfach vermehrt eingecremt bzw. geölt wurden. Ganz plötzlich verschlimmerte sich das Hautbild, und mein erster Gang war zum Kinderarzt. Hier wurde erst mal vermutet, dass es sich um Ringelröteln handeln würde. Nachdem der Ausschlag dann aber auch zum Nässen anfing, folgte die Überweisung zum Hautarzt mit der Diagnose Neurodermitis.

Die Zeit war sehr, sehr anstrengend, obwohl ich noch das Glück hatte, dass er sich nicht blutig gekratzt hat. Aber das Kind war den ganzen Tag auf den Beinen, ich hatte das Gefühl, er wollte sich mit allen Mitteln ablenken und fühlte sich überhaupt nicht Wohl in seiner Haut, was ja natürlich auch kein Wunder war. An manchen Tagen war er den ganzen Tag am Jammern, immer nur das gleiche Wort "Mama, Mama". Mir tat er furchtbar leid, aber das Ganze ging sehr an die Substanz.

Jede Nacht wachte er pünktlich um 11 Uhr auf, und heulte und wälzte sich bis ca. 2 Uhr im Bett rum. In der Zeit war ich natürlich auch wach. Dadurch, dass er aber bei mir im Bett schlief, war ich zwar wach, musste aber nachts nicht durch die kalte Wohnung tigern, um bei meinem Sohn zu sein.

Vom Hautarzt wurden natürlich Salben verschrieben, die aber kaum Linderung verschafften. Nach einer akuten Verschlimmerung wurde das Ganze immer langsam etwas besser, bis es wieder von vorne losging. Da mein Mann darauf bestand, erst die Schulmedizin abzuklappern, machten wir einen Termin in der Hautklinik. Mit dem gleichen Erfolg. Man verschrieb Salben, die nichts brachten.

Da mein Herz schon lange für die Naturheilkunde schlägt, ich schon immer viel zum Thema gelesen hatte und auch eigene sehr gute Erfahrungen gemacht hatte, schlug ich nun den anderen Weg ein:

Zum einen lies ich einen Bioresonanztest machen, bei dem auf alle möglichen Unverträglichkeiten getestet wurde. Diese Unverträglichkeiten können dann mit dem Bioresonanzgerät wiederum gelöscht werden. Es kam einiges dabei raus. Gleichzeitig ließ ich mir einen Termin bei einem klassischen Homöopathen geben, der mir von einer Freundin empfohlen wurde. Das Ganze überschnitt sich kurzfristig. Da ich nicht zweigleisig fahren wollte, musste ich mich dann aber allerdings entscheiden, wie ich weitermache. Die Unverträglichkeiten löschen hört sich eigentlich ganz gut an, aber irgendwo her mussten diese ja auch kommen. Das Problem musste von Grund auf angegangen werden. So entschied ich mich für die homöopathische Behandlung und habe es nicht bereut.

Heilung der Neurodermitis

Das Erstgespräch dauerte drei Stunden, in denen wirklich jedes kleine Detail abgefragt wurde. Es ging schon mit Fragen vor der Geburt los. Um das richtige Mittel zu finden, mussten wir uns dann noch eine halbe Stunde anderweitig beschäftigen, und danach wiederkommen. Er bekam daraufhin drei Globuli des für Ihn passenden Mittels in der für Ihn passenden Dosierung. Das ist ganz wichtig bei der Homöopathie. Man kann es nicht verallgemeinern. Was dem einen hilft, ist beim anderen womöglich völlig wirkungslos. Darum braucht man Fingerspitzengefühl und jede Menge Erfahrung. Seitdem ich gesehen habe, wie komplex das Ganze ist, liegen meine homöopathischen Taschenapotheken nur noch im Schrank, weil es keinen Sinn macht, dies selber auszuprobieren. Da müssen erfahrene Therapeuten ran, die nichts anderes machen. Macht ein Heilpraktiker zehn verschiedene Sachen kann er keine richtig machen.

Alle sechs bis acht Wochen hatten wir erneut Termine, es wurde besprochen, was sich verändert hat und entweder abgewartet, oder eine neue Dosierung oder ein komplett anderes Mittel verabreicht. Und man konnte die Mittelwirkung regelrecht sehen. Vor allem psychisch passierte immer recht viel. Das Ziel der Homöopathie ist ja vor allem, die Seele ins Gleichgewicht zu bringen, damit der Körper sich selber heilen kann. Und das war manchmal wirklich spektakulär. Nach der Mittelgabe wurde mein Sohn manchmal richtig unmöglich. Er steigerte sich heftig in Dinge rein, um dann erschöpft einzuschlafen. Nach dem Aufwachen war er dann ein völlig anderes Kind. Die Neurodermitis verschwand natürlich nicht von heute auf morgen, aber die Zeit zwischen den Schüben wurde deutlich länger, und die Schübe nicht mehr so heftig. Mittlerweile ist mein Sohn 6 Jahre und von der Neurodermitis sehen wir so gut wie gar nichts mehr. Interessanterweise kann ich immer voraussagen, wann mal wieder ein paar rote Pünktchen am Bauch auftreten. Dies macht sich nämlich im Verhalten davor bemerkbar. Wenn mein Sohn wieder anfängt, vermehrt wegen Kleinigkeiten zu heulen (und es sind wirklich Kleinigkeiten, wegen denen er so heftig zu brüllen anfängt, dass ich mehr als einmal dachte, es ist was ganz Schlimmes passiert), dann kommt der leichte Ausschlag immer dann, wenn er wieder auf "normal" umschwenkt. Es ist, wie wenn was raus muss, in diesem Fall dann über die Haut. Danach ist die Stimmung meines Sohnes wieder in Ordnung. Das bisschen Ausschlag am Bauch stört Ihn nicht weiter. Aus Ihm ist ein fröhliches und zufriedenes Kind geworden, welches auch alles Essen darf und kann. Kein Vergleich zu dem Häufchen Elend, welches den ganzen Tag weinerlich und unzufrieden Terror gemacht hat.

Fazit

In meinen Augen hat die Schulmedizin bei der Neurodermitis komplett versagt. Zusammenhänge werden nicht erkannt. Irgendwas drückt nach draußen, ob es Giftstoffe oder sonst was sind. Es entsteht ein Ungleichgewicht im Körper, welches über die Haut entsorgt wird. Unterdrückt man diese Hautreinigung mit Salben (womöglich Cortison), sucht sich der Körper einen anderen Weg. Bei der Neurodermitis ist das dann oftmals das Asthma. Mein Heilpraktiker sagt, dass es in seiner Praxis keinen Fall von Asthma nach seiner Neurodermitisbehandlung gibt. Ich kann nur allen Eltern raten, sucht euch einen wirklichen Fachmann auf dem Gebiet und bleibt dabei, auch wenn es anfangs zäh ist, und es Geld kostet. Ich habe schon, als mein Sohn noch ganz klein war eine Zusatzversicherung abgeschlossen, die die Heilpraktikerbehandlung beinhaltet. Die kostet ein paar Euro im Monat, aber ich kann bis 500 Euro im Jahr zurückerstattet bekommen. Das lohnt sich wirklich.

Meine Kinder haben noch kein einziges Mal Antibiotika gebraucht, selbst bei einem Harnwegsinfekt meines jüngsten Sohnes war die rein klassische homöopathische Behandlung erfolgreich. Bei Antibiotika-Therapie hat man häufig Rückfälle, oder es treten regelmäßig Infekte an anderen Stellen auf. Seit der Behandlung mit dem Konstitutionsmittel trat kein Infekt mehr auf.

Endodontie – die „bessere“ Wurzelbehandlung

Wurzelbehandelte Zähne sind in der Naturheilkunde nicht gut angesehen. Wird die Wurzelbehandlung nicht ordentlich durchgeführt, können Reste von abgestorbenen Nerven zurückbleiben, und uns so nach und nach vergiften.

Ein nicht sauber gereinigter Wurzelkanal kann zu massiven gesundheitlichen Problemen führen, da ständig Bakterien und Leichengifte an die Umgebung des Zahnes abgegeben werden. Es kann zu sog. Zahnherden führen, die es manchmal unmöglich machen, bestehende andere Krankheiten zu behandeln. Jedoch ist es absolut nicht einfach, einen Zahn korrekt zu behandeln, da mit den Methoden, die bei der Kassenleistung zur Verfügung stehen, auch bei besonders gründlichem Vorgehen oft nicht alle Reste im Inneren des Zahnes entfernt werden können. Will man seinen Zahn jedoch trotzdem erhalten, besteht die Möglichkeit, gegen Zuzahlung, bei spezialisierten Zahnärzten, eine spezielle Wurzelbehandlung (Endodontie) durchführen zu lassen. Leider muss man dabei tief in die Taschen greifen.

Endodontie als Alternative zum Zahnersatz?

Schon als Jugendliche hatte ich viele Amalgamfüllungen, die zudem nicht wirklich gut gelegt und dicht waren. (Ihnen habe ich auch meine gesundheitlichen Probleme mit Schwermetallen zu verdanken). Der Zahnarzt, der den ganzen Murks ausbaden musste, war fast am Verzweifeln. Wie ich auch. In stundenlangen Sitzungen mussten sämtliche Füllungen erneuert werden. Das war 2001. Kurz danach musste ich eine Lücke mit einer Brücke versorgen. In den nächsten Jahren wurden mir dann noch 2 Zähne wegen starker Schmerzen gezogen. Dann hatte ich einige Jahre Ruhe. Vor ca. 5 Jahren hatte ich Probleme mit zwei Backenzähnen. Einer rechts, der andere links. Ich ging wegen starker Schmerzen in eine Zahnklinik. Der rechte Backenzahn wurde wurzelbehandelt, gab aber leider nie richtig Ruhe. Erst später erfuhr ich, warum.
Beim linken Zahn wurde eine Füllung erneuert. Auch dieser war weiterhin empfindlich, das wurde aber in der Klinik abgetan. Vor Kurzem bekam ich an beiden

Zähnen wieder massiv Probleme und wechselte mal wieder den Zahnarzt. Da ich wusste, dass nichts Gutes auf mich zukommt, habe ich mir gleich jemanden mit spezieller Ausstattung gesucht, da ich das Gemurkse jetzt endgültig satt hatte. Der rechte wurzelbehandelte Zahn wurde aufgebohrt, und zum Vorschein kam ein unvollständig behandelter Zahn. Gefunden wurden nämlich damals nur zwei Kanäle, die mehr schlecht als recht wurzelbehandelt wurden. Da der dritte Kanal nicht auffindbar war, wurde einfach ein Loch gebohrt und ein Stift eingesetzt. Kein Wunder machte der Zahn mir immer Theater. Zum Schluss fühlte ich mich richtig krank und wollte den Zahn nur noch draußen haben. Ich ließ ihn mir, weil schon wieder Wochenende war, kurzerhand beim Notdienst ziehen.

Wer mitzählt, merkt langsam, dass es etwas knapp wird mit den Zähnen. Also wollte ich unbedingt, die mir noch verbleibenden Zähne auch erhalten. Darum auch der spezialisierte Zahnarzt. Dem linken Zahn wurde damals nicht richtig die Karies entfernt, und so war diesem jetzt nur noch mit einer Wurzelbehandlung beizukommen. Ich ließ mich also aufklären, was bei dieser endodontischen Spezialbehandlung so gemacht wird, und war vollständig davon überzeugt. Allein der Preis, der von der Kasse nicht erstattet wird, ließ mich fast in Ohnmacht fallen. Da die Wurzeln am Ende aber stark gekrümmt waren, und die billige Kassenbehandlung keinen längerfristigen Erfolg versprach, beschloss ich die 480 Euro zu bezahlen. Ich muss sagen, der Zahn ist wirklich richtig gut geworden, und macht überhaupt keine Probleme mehr. Jedoch war die Durchführung der Behandlung schon sehr zeitintensiv und äußerst unangenehm.

Was ist nun bei der Spezialbehandlung anders?

Bei der Spezialbehandlung wird vor allem mit speziellen Geräten gearbeitet. So hat meine Zahnärztin ein Spezialmikroskop, um auch alles deutlich zu sehen und alle Kanäle schön zu finden. Es wird grundsätzlich ein Kofferdamm verwendet, um den Zahn vor Speichel zu schützen. Die Instrumente, mit denen der Wurzelkanal geweitet und so gereinigt wird, sind aus speziellem Material und auch biegsam, damit man mit ihnen auch die Biegung der Wurzel mitmachen kann. Mit einem elektronischen Gerät wird exakt die Länge des Kanals bestimmt, sodass die Wurzelfüllung später nicht zu kurz oder zu lang ist. Zur Sterilisation des Wurzelkanals wird ein Laser verwendet. Die Wurzelfüllung ist thermoplastisch, damit das flüssige Material sich schön in den Wurzelgängen verteilen kann. Ein Glasfaser Wurzelstift sorgt für die Stabilität des Zahnes.

Alles in allem macht das alles Sinn, jedoch regt mich bei der Sache tierisch auf, dass unsere liebe Krankenkassen im Moment Milliardengewinne einfahren, aber ich Unmengen von Euros selber bezahlen muss, um eine ordentliche Behandlung zu bekommen, bei der man auf Dauer nicht noch krank wird. Zum Glück habe ich schon vor Jahren eine Zahnzusatzversicherung abgeschlossen, die nun zumindest einen Teil übernimmt.

Ist die spezielle Endodontie ihr Geld auch wert?

Dass die Spezialbehandlung Sinn macht, konnte ich gleich kurz darauf an meinem nächsten Zahn sehen, der sich mit starken Schmerzen verabschiedet hatte. Da ich aber noch an den Kosten des vorigen Zahns zu knabbern hatte, konnte ich mir nicht schon wieder die Spezialbehandlung leisten. Ich ließ also die Kassenbehandlung mit Kassenfüllung machen, ohne komplett einen Euro zuzuzahlen. Die Behandlung war der Horror, da links oben hinten nicht so leicht zugänglich war. Die Füllung wurde ohne Wurzelstift gemacht, und brach schon nach einer Woche, sodass ich, damit die Plagerei nicht umsonst war, doch noch einen Wurzelstift und eine anständige Füllung machen ließ. Kosten: 170 Euro. Leider ist besagter Zahn bis heute nicht schmerzfrei. Kalt und heiß geht gar nicht, drauf beißen geht mittlerweile wieder. Die Vermutung liegt nahe, dass auch dieser Zahn 4 Kanäle hat, welcher ohne Spezialmikroskop nicht gefunden wurde. Mir bleibt eigentlich nur eins, und zwar den Zahn noch mal aufbohren zu lassen, und wenigstens den letzten Kanal mit der Spezialbehandlung durchführen zu lassen, um endlich wieder Ruhe zu haben.

Und es geht weiter …

Die Probleme an diesem Zahn sind noch nicht mal beseitigt, da rührt sich auf der anderen Seite der nächste Zahn. Beim Aufbohren der Füllung die freudige Nachricht: Die Füllung war undicht, und Karies ist schon bis zur Wurzel vorgedrungen...
Wenn das so weiter geht, bekomme ich mit 40 meine Dritten (ob da die Kasse überhaupt noch was zuzahlt?) Auch keine tollen Aussichten.

Atlasprofilax® - Meine Erfahrung mit der Atlastherapie

Atlasprofilax®, eine umstrittene alternative Therapieform bei allen möglichen Rücken- bzw. Wirbelbeschwerden. Zeit, zu testen, was dran ist an der Atlastherapie.

Schon vor Jahren bin ich auf einer alternativen Internetseite auf das Thema Atlasverschiebung und die verschiedenen Symptome gelandet. Da ich zu dieser Zeit gerade beschwerdefrei war, speicherte ich den Link, da ich vermutete, dass ich ihn irgendwann wieder brauchen würde. Die Theorie grob überflogen erschien mir absolut logisch. Später wollte ich mich intensiv damit beschäftigen.

Wie ich zum Atlasprofilax® kam:

Ca. 10 Jahre später schilderte mir eine befreundete Mama von ihren Problemen mit dem Kiefergelenk. Da ich viel in den alternativen Methoden suche und recherchiere, ist mir das im Zusammenhang mit dem Atlas, dem ersten Halswirbel schon untergekommen. Ich kramte meinen Link hervor, und fand auch noch weitere Seiten, die sich mit der Atlastherapie beschäftigen. Ich schickte ihr ein paar Links, und fand auch einen Therapeuten, der zufällig ein paar Kilometer entfernt seine Physiotherapie-Praxis hatte, und dort auch das Atlasprofilax® praktizierte. Da sich viele der Symptome mit ihren deckten, beschloss Sie kurzerhand einen Termin zu vereinbaren. Die Schmerzen ließen nach der Behandlung tatsächlich nach.

Da sich in letzter Zeit meine leichte Skoliose irgendwie verschlimmerte, und Schmerzen im Lendenbereich dazukamen, hatte ich schon im Hinterkopf, dass ich das irgendwann in Angriff nehmen sollte. Chron. Zeit- und Geldmangel hinderten mich dann noch einige Wochen. Als ich nach einer absolut schrecklichen und langen Zahnbehandlung dermaßen verspannt aus der Praxis lief, und eine Woche später immer noch extrem verspannte Muskulatur im Gesicht, Nacken und Schultern hatte, machte auch ich einen Termin.

Der Atlas

Der Atlas ist der erste Halswirbel. Er trägt den Kopf und ist für die Balance und die Aufhängung der Wirbelsäule zuständig. Durch seine besondere Form ist er anfällig für Verschiebungen. Sitzt der Atlas nicht optimal, kommt es zu Verengungen des Wirbelkanals und Schädellochs, was zu jeder Menge Probleme im ganzen Körper führen kann. Rückenmark, Hirnnerven, diverse Blutgefäße (z.B. Halsschlagader) und Lymphbahnen können dadurch eingeengt werden. Mit einem verschobenen Atlas werden diverse Rückenleiden z.B. steifer Nacken, Migräne, Kopfschmerzen, Beckenschiefstand, Verspannungen, Bandscheibenvorfall, Schwindel u.v.m. in Verbindung gebracht. Auch meine Skoliose führe ich aufgrund einer Verschiebung des Atlas, vor allem durch diverse Stürze vom Pferd, zurück.

Atlasprofilax® – die Behandlung

Die Behandlung geht auf den Schweizer René-Claudius Schümperli zurück. Dieser ist aufgrund seines eigenen Leidensweges auf diese spezielle Therapie gekommen, und hat diese weiterentwickelt. Mit einem speziellen Massagegerät wird die Muskulatur so massiert, dass der Atlas in seine physiologische Lage gleiten kann. Die Behandlung muss nur einmal durchgeführt werden. Nach einem Beratungsgespräch und der Feststellung, dass mein Atlas um einiges verschoben ist, geht es dann auch gleich los. Die Behandlung mit dem Gerät ist schon relativ schmerzhaft, aber mir war diese allemal lieber, wie frühere diverse Versuche bei Chiropraktikern, den Atlas wieder einzurenken.

Direkt nach der Behandlung war ich leicht benommen, hatte ein leichtes Schwindelgefühl, und irgendwie einen verschleierten Blick. Aber im Allgemeinen war ich ok. Ein weiterer Blick auf meine schiefe Wirbelsäule ließ aber gleich eine leichte Aufrichtung und somit Verminderung der Skoliose erkennen. Da meine Muskulatur aber nach jahrelanger Fehlhaltung ziemlich verkürzt und unterschiedlich aufgebaut war, sind hier natürlich keine Wunder zu erwarten. Ich bin gespannt, wie sich die Geschichte weiterhin entwickelt.

Die nächsten Tage merkte ich eindeutig, wie die Verspannungen im Nacken viel besser wurden, und meine ständigen blockierten Wirbel der Halswirbelsäule überhaupt kaum mehr auftraten. Früher konnte ich diese immer "klacken" lassen, und somit entblockieren. Das hat sich bis auf ein Minimum reduziert. Auch die Schmerzen im Becken ließen erst mal nach. In letzter Zeit werden diese jedoch wieder deutlich mehr, sodass ich morgens manchmal kaum aus dem Bett komme. Bei der Kontrolluntersuchung nach 4 Wochen stellte der Therapeut fest, dass sich im Halswirbelbereich alles im Lot befindet, und dass meine Probleme an der Hüfte durch das Hohlkreuz und damit verkürzte und verhärtete Faszien und Muskulatur verursacht würden. Hier wäre eine manuelle Therapie und Fango zur Unterstützung angeraten, um den Selbstheilungsprozess, der durch die Atlastherapie angestoßen wurde, noch weiterhin zu unterstützen. In diesen ersten 4 Wochen hatte ich zweimal migräneartige Kopfschmerzen, die erst von der linken Halsseite hochzogen, und dann später von der rechten Seite. Seitdem hatte ich keine Probleme mit Kopfschmerzen mehr.

Atlasprofilax® - fünf Wochen danach

Nun sind 5 Wochen vergangen und ich habe das Gefühl, dass meine "starke Seite", die versucht hat, den Körper vermehrt zu stützen, etwas entlastet ist, und die "schwache Seite" mehr gefördert wird. Wär ich nicht so faul, würde ich diesen Prozess natürlich mit Training unterstützen ... Nun denn, auf jeden Fall werde ich versuchen, von meiner Ärztin ein Rezept für Manuelle Therapie zu bekommen, da schon die Kosten für die natürlich schulmedizinisch nicht anerkannte Therapie von 180 Euro nicht von der Krankenkasse bezahlt werden.

Ein 3/4 Jahr später

So, nun ist ca. ein 3/4 Jahr seit der Atlasreposition vergangen, und ich muss sagen, ich bin weiterhin voll zufrieden. Ich hatte 2 - 3-mal Spannungskopfschmerzen, welche ich aber eher auf Probleme mit den Zähnen (mal wieder) zurückführe. Mein Genick ist weiterhin frei beweglich, und es knackt auch nichts. Ein paar Mal hatte ich

Sehbeschwerden, die ich nicht einordnen kann. Es war, wie wenn bei einem alten Fernseher das Bild grieselig wird. Ich habe keine Ahnung, ob das im Zusammenhang mit der Behandlung steht. Die Schmerzen in der Lendenwirbelsäule sind meist weg. Ich habe weiterhin das Gefühl, dass ich gerader werde, obwohl ich immer noch kein bisschen mehr Sport mache. Auch Schmerzen in der Brustwirbelsäule, wenn ich z.B. auf hartem Boden lag, treten im Moment nicht auf.

Auf der Suche nach den Ursachen

Ich hatte in jungen Jahren sehr viele gesundheitliche Probleme, dazu gehörten auch mehrere Atlasblockaden, die meist chiropraktisch gelöst wurden, aber eigentlich sofort wieder auftraten. Meine gesamte Wirbelsäule war komplett verspannt, und meine Wirbel blockiert. Orthopäden meinten nur, dass diese leichte Skoliose nicht die Ursache für meine Probleme sein könnte, und ich wurde zum Teil als Simulant, bzw. das ganze wurde als psychosomatisch abgetan. Ich hatte in diesem Zuge auch Sitzungen beim Psychologen. Meine feste Überzeugung war aber immer, dass es körperliche Ursachen haben musste. Ich hatte Massagen, Fango, Krankengymnastik, aber nichts half. Dann fand ich die Dorn Therapie, aber danach ging es mir leider auch nicht besser. Die Wirbel blieben nicht an ihrem Platz, obwohl ich vom Prinzip her die Dorn Therapie als logisch empfand.

Irgendwann kam ich auf die Schwermetallbelastung, welche ich dann auch ausleitete. Mein Körper war komplett übersäuert, und so kam es zu diesen massiven Verspannungen der Muskulatur, wodurch mir sogar die Wirbel aus der richtigen Position gezogen wurden. Nach Entsäuerung und Entgiftung ging es mir gesundheitlich massiv besser, und auch mein Rücken gab Ruhe. Bis eben vor Kurzem.

Meine Erkenntnis:

Auf Dauer bringt alles nichts, wenn nicht die Ursache gefunden wird. Bei mir lag es zum einen an der chronischen Vergiftung, aber zum anderen kann ich mir nun erklären, warum mit der Dorn Therapie bei mir nichts erreicht wurde. Wenn der oberste Halswirbel nicht an seinem Platz sitzt, wird sich die Wirbelsäule immer wieder falsch ausrichten. Es ist dann ein ewiger Kampf gegen den Körper.

Bei der Skoliose wird z.B. bei Jugendlichen mit Korsett und Schroth-Therapie versucht, die Verkrümmung aufzuhalten. Die Muskulatur muss ständig trainiert werden, um nicht wieder abgebaut zu werden. Das verlangt eine Menge Disziplin. Man kämpft ständig gegen die Zeit. (Bei mir wurde die Skoliose so spät entdeckt und war wenig ausgeprägt, dass sie als nicht behandlungsbedürftig eingestuft war). Was aber, wenn man mit einer einzigen Behandlung einen Wirbel richtig positioniert, und sich die Wirbelsäule nicht mehr verkrümmen muss? Ich würde sagen, einen Versuch ist es wert, auch wenn das Ganze umstritten ist und etwas kostet. Ich habe bei meinen Recherchen und Vergleichen, welche der verschiedenen Atlas-Therapieformen nun die richtige ist, so einige negative Stimmen gefunden, sogar von anderen alternativen Atlasbehandlern. Man ist sich zwar einig, dass der Atlas verschoben sein kann, aber jede Methode redet von der anderen schlecht. Darum wollte ich hier mal meine Erfahrungen mit dem Atlasprofilax® zum Besten bringen, um noch mehr Menschen auf eine sehr einfache und vielleicht sehr effektive, aber relativ unbekannte Methode aufmerksam zu machen. Diese Methode bewirkt keine Wunder und sollte auch mit anderen Methoden ergänzt werden, schafft aber eine wunderbare Ausgangsbasis. Jeder, der schon einen Unfall mit Schleudertrauma hatte, sollte eine Atlasbehandlung unbedingt in Erwägung ziehen.

Mein Fazit: Bevor andere Methoden wie Dorn-Therapie, Manuelle Therapie, Chirotherapie dauerhaft was bringen können, muss der Atlas richtig positioniert werden, sonst geht irgendwann alles wieder in den ursprünglichen Zustand zurück.

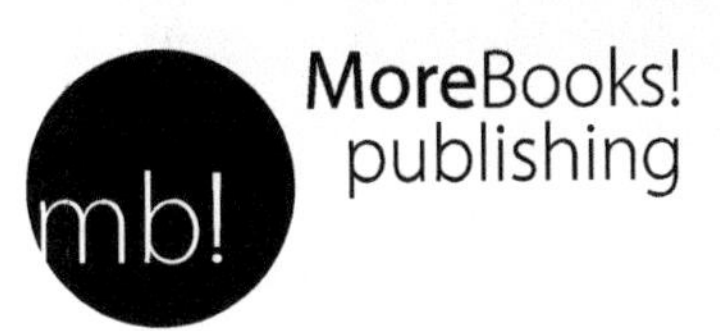
MoreBooks!
publishing
mb!

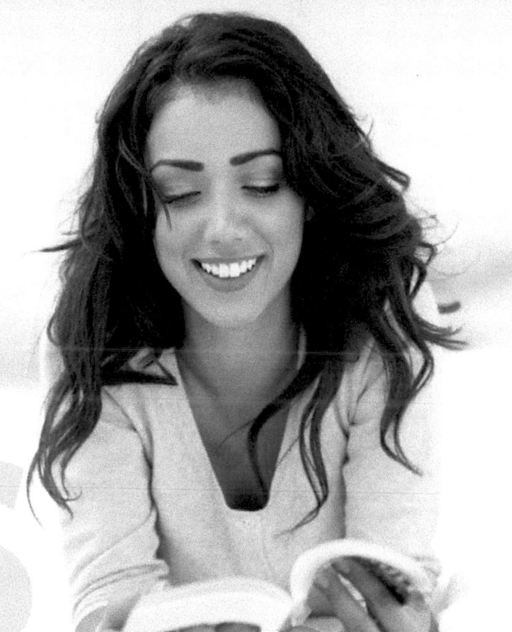

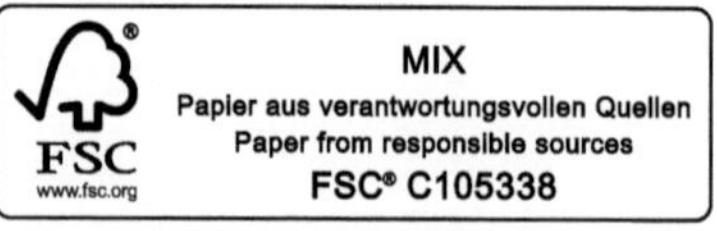

Printed by Books on Demand GmbH, Norderstedt / Germany